Die Ketogene-Diät

-Essen ohne Kohlenhydrate-

von

Michael Iatroudakis

Bibliografische Informationen der Deutschen Nationalbibliothek: Die Deutsche Nationalbibliothek verzeichnet diese Publikation in der Deutschen Nationalbibliografie; detaillierte bibliografische Daten sind im Internet über dnb.d-nb.de abrufbar.

Cover-Gestaltung: Michael Iatroudakis

Kontakt über: www.my-kindle-ebooks.de

Fotos: www.fotolia.de / www.shutterstock.com

Herstellung und Druck:
Siehe Eindruck auf der letzten Seite

ISBN-13: 978-1494867362
ISBN-10: 1494867362

Inhaltsverzeichnis

Einleitung

Diäten verbinden sehr viele mit Einschränkungen und Qualen. Nicht zu Unrecht. Kursieren doch Begriffe wie Nulldiät und Kalorienzählen in den Köpfen der Menschen. Dazu kommen Body-Maß-Index und Idealgewicht, beides Werte die für Abnehmwillige oft nur Fernziele sein können.

Natürlich verspricht die ketogene Diät nicht, bei maximaler Nahrungsaufnahme ein optimales Körpergewicht zu erreichen. Doch hier steht neben dem Abnehmeffekt auch die Wirkung auf die Gesundheit im Fokus. Ja sogar von Prophylaxe kann gesprochen werden, wenn neuere Forschungen unter die Lupe genommen werden. Im Zusammenhang mit Krebserkrankungen und Epilepsie wurden positive Auswirkungen der ketogenen Diät auf Prophylaxe bzw. Verlauf festgestellt. Erst kürzlich haben verschiedene namhafte Tageszeitungen und Fernsehsendungen die ketogene Diät mit dem Begriff Krebsvorsorge in Verbindung gebracht und Studien hierzu verglichen. Darauf gehen wir später in diesem Buch noch ein.

Natürlich setzen wir kein Fachwissen für dieses E-Book voraus. Im Folgenden erläutern wir die Begriffe ketogene Diät und Ketose. Wir zeigen Wirkungen auf und erklären, warum Fette keine Feinde sind.

Vielleicht ist der ein oder andere Leser auch schon mit der ketogenen Diät befasst gewesen, hat diese nur unter einem anderen Begriff kennengelernt. Auch unter den Benennungen anabole Diät, Low Carb Diet oder Atkins Diät ist diese spezielle Diät bekannt. Weiterhin haben sich Dr. Di Pasquale, Dr. Eades und Dr. Sears mit diesem Thema befasst und Publikationen dazu herausgegeben.

Warum die Fettreduzierung dauerhaft nicht zu einer besseren Gesundheit führt, ist an einer ganzen Landesbevölkerung nachzuvollziehen. Nachdem in den USA jahrzehntelang auf fettreduzierte Nahrungsmittel eingeschworen wurden und die gesamte Nahrungsmittelindustrie alles unternahm, um Fett aus Produkten zu verbannen, liefert die Realität ein bedauerliches Resultat. Das Ergebnis war nämlich keine dünnere und gesündere Bevölkerung sondern genau das Gegenteil. Das Körperfett der Bevölkerung nahm trotz Fettreduzierung zu und die Cholesterinspiegel stiegen. Die typische westliche Ernährung sieht inzwischen etwa 50 % Kohlehydrate in der Nahrung vor. Welche Folgen das hat sehen wir, wenn Statistiken aus dem Gesundheitswesen ausgewertet werden.

Im Folgenden gehen wir auch auf geschichtliche Hintergründe ein und zeigen, wie die Menschheit sich mit ihrer Entwicklung immer weiter von den ursprünglich gesunden Mechanismen und biochemischen Prozessen, die uns die Evolution mitgegeben hat, entfernen und sich mit Messer und Gabel das eigene Grab schaufeln.

Selbstverständlich werden Lebensmittel aufgelistet die erlaubt sind und es gibt Warnhinweise auf verbotene Lebensmittel, aber auch Hinweise für Personen mit Vorerkrankungen.

Was bedeutet ketogene Diät?

Das Besondere an der ketogenen Diät ist die Limitierung der Kohlehydrate in der Ernährung auf ein absolutes Minimum. Hauptbestandteile der erlaubten Nahrung sind überwiegend Proteine und Fette. Der Körper hat dadurch keine Chance seine Energie aus Kohlenhydraten zu beziehen, sondern muss wohl oder übel das Depotfett anzapfen.

Die Bezeichnung ketogene Diät wird durch die Ketonkörper geliefert. Ketonkörper bildet der Körper aus Fettsäuren, wenn der Körper aufgrund des Verzichts auf kohlenhydratreiche Nahrung auf der Suche nach Ersatz für Kohlenhydrate ist. Dieser Stoffwechselzustand wird aus fachlicher Sicht auch als Ketose bezeichnet.

Leider wird die ketogene Diät immer noch etwas stiefmütterlich behandelt. Immerhin wurden jahrelang die Zeigefinger erhoben, als es um Fette ging. Dem widerspricht natürlich der Grundsatz der ketogenen Diät. Doch Studien haben gezeigt, wie sich die fettarmen Diäten auswirken. Das sollte doch auch die letzten Leute aufrütteln und zur Einsicht bringen, dass Fette keine Feinde sind. Ganz im Gegenteil - der Körper benötigt essentielle Nahrungsfette. Fehlen dem Organismus die wichtigen Fette, wird jedes zugeführte Milligrämmchen gehortet und in Hüftgold umgewandelt, weil der Körper denkt, dass er in den nächsten Tagen, Wochen und Monaten wieder kein Fett bekommt. Der Ausspruch - sein Fett wegbekommen gewinnt hier eindeutig an positiver Bedeutung. Wird unserem Körper die Zufuhr von Fetten untersagt, baut der Körper Organfette und Muskeln ab, was zu lebensbedrohlichen Situationen führen kann.

Abnehmen durch die Reduzierung von Nahrungsfetten funktioniert natürlich. Allerdings muss hier ausdrücklich darauf hingewiesen werden, dass die Reduktion auf eine immer noch gesunde Menge an Fett erfolgt und nicht auf Null. Ketogene Diät heißt auch nicht, dass Fett in Unmengen gesund ist.

Kohlenhydrate sind natürlich auch nicht gleich Kohlenhydrate. Unser raffinierter Industriezucker hat mit einem natürlichen Kohlenhydrat überhaupt nichts mehr zu tun. Wenn in der ketogenen Diät von kohlenhydratarmer Ernährung gesprochen wird, ist Zucker nur insoweit inbegriffen, dass Jedem klar ist, dass eine zuckerreiche Ernährung nie gesund ist. Kohlenhydrate aus Früchten, Körnern und Gemüse sind bei weitem nicht so ungesund wie Industriezucker, sollten aber trotzdem nur wohldosiert genossen werden.

Nachdem in den USA erst die Low Fat Industrie ihren Aufschwung hatte, geht der Trend jetzt schon eine ganze Weile in Richtung Low Carb. Und wie jeder Trend schwappt auch dieser langsam aber sicher nach Europa über.

Wie wirkt die ketogene Diät?

Ernährt sich ein Mensch kohlenhydratarm, verstoffwechselt der Körper Proteine und Fette zu Glukose. So wird der Blutzuckerspiegel auf einem normalen Level gehalten und dabei nicht so großen Schwankungen unterworfen wie bei einer kohlenhydratreichen Ernährung. Das Gehirn wird ausreichend mit Energie versorgt. Tritt der Hungerzustand ein, sucht sich der Körper Kohlenhydratersatz in Form von Ketonkörpern, die in der Leber aus Fettsäuren gebildet werden. Wird der Energiebedarf des Körpers auf diese Weise effizient gedeckt, haben wir den angestrebten Stoffwechselzustand der Ketose erreicht - der für den Erfolg der ketogenen Diät zuständig ist.

Der Energiebedarf für die ketogene Diät wird nach vorgegebenen Formeln berechnet. Je nach Energieumsatz und Alter wird mit 30 bis 80 kcal je Kilogramm Körpergewicht gerechnet. Dann wird das Verhältnis von Fett zu Proteinen festgelegt. Bei der ketogenen Diät ist das Verhältnis im Regelfall 4:1. Kohlenhydrate werden nicht berücksichtigt, weil diese ja in so geringen Mengen wie möglich aufgenommen werden sollen. Schließlich soll der Zustand der Ketose ja dauerhaft anhalten. Hier wird immer von normalen Essensfetten ausgegangen, die auf langkettigen Triglyceriden fußen.

Eine spezielle Form der ketogenen Diät basiert auf mittelkettige Triglyceride (engl.: MCTs). In den sechziger Jahren wurde festgestellt, dass diese MSTs die Bildung von Ketonkörpern noch mehr fördern und somit mehr Energie erzeugen. Auch das Absorbieren über die Leber erfolgt schneller und effizienter. Diese Form bietet sich für Personen an, denen es schwerer fällt, auf Kohlenhydrate zu verzichten.

Diäten haben meistens Nebenwirkungen. So auch die ketogene Diät. In erster Linie ist die Verdauung ziemlich verwirrt und es kann zu Blähungen und Stuhlgangsproblemen kommen. Dabei sind Durchfälle ebenso möglich wie Verstopfungen. In den ersten zwei Wochen kann es zu vermehrter Müdigkeit kommen. Nicht umsonst macht Traubenzucker schnell wach.

Hat man die müde Phase überstanden, folgt eine Phase der besseren Wachheit. Zu schwerwiegenderen Nebenwirkungen sollte es bei einem gesunden Menschen nicht kommen. Liegen Vorerkrankungen vor empfiehlt es sich, diese Diät sowieso nur unter ärztlicher Aufsicht zu machen. Gravierendere Folgen wie psychische Probleme, Infekte, Veränderung von Blutbild, Stoffwechselstörungen und Herzproblemen werden so sehr früh erkannt und es kann schnell und angemessen reagiert werden.

Die Geschichte der Ketogenen Diät

Ob man bei so jungen Erkenntnissen wie die in der Ernährungswissenschaft schon von Geschichte sprechen kann, darf diskutiert werden. Doch im Endeffekt ist Geschichte ja auch das, was gerade jetzt passiert. Nur wird es erst in ein paar Jahren wirklich als geschichtliches Ereignis gesehen. Nehmen wir nur den Mauerfall. Wer dabei war, weiß wie wenig der geschichtliche Gedanke in dem Moment als der Fall der Mauer bekannt gegeben wurde, eine Rolle spielte. Der Moment war von Emotionen geprägt und von Diskussionen und von Hoffnungen und Ängsten.

William Brantling, ein britischer Bestattungsunternehmer nahm mit der ketogenen Diät innerhalb von 12 Monaten mehr als 20 Kilo ab. Geschäftsmann der er war, vermarktete er seinen Diäterfolg in einem Buch. In England wurde die nach ihm benannte Bantling-Diät ein Renner. Ärzte laborierten zeitgleich mit der ketogenen Diät herum, um Epileptikern eine weitere Therapieform anzubieten. Durchaus erfolgreich wie sich zeigte. Leider ist diese alternative Behandlungsform aufgrund der Fortschritte in der Medizin und Pharmazie ziemlich in Vergessenheit geraten. In den siebziger Jahren wurden präpubertierende Kinder ketogen ernährt. Leider gibt es keine ausführlicheren Informationen inwieweit diese Maßnahme den Eltern und Kindern das Erleben der Pubertät erleichterte.

Ein weiterer Vorreiter in der Erforschung von Diäten und vor allem in der Erkennung gravierender Fehler in der fettarmen Ernährung, war Dr. Atkins, weshalb die ketogene Diät auch unter dem Namen Atkins-Diät populär wurde.

1951 schloss Atkins sein Medizinstudium an der Universität von Michigan ab und machte seinen Doktor vier Jahre später am Cornell Medical College. Sein Spezialgebiet war die Kardiologie und er hatte sich vor allem auch der pflanzlichen Heilkunde verschrieben. Wobei der Arzt und Forscher pflanzliche Heilmittel vor allem als ergänzende Therapieangebote zu pharmazeutischen Produkten sah.

Dem Thema Diät widmete sich der Kardiologe weil er selbst nicht gerade über ein Idealgewicht verfügte. Adipös klingt bös, aber so kann man den Arzt durchaus nennen und das hat er selbst als Mediziner ja auch so gesehen und erkannt, dass er sich wohl oder übel einer Diät unterziehen muss. Das weckte die Idee in Atkins, eine Diät zu entwickeln, die ohne Hunger zur Abnahme von Körpergewicht führt. Er widmete sich seinen Studien und brachte Anfang der 70-er sein Buch „Diät-Revolution" heraus. 15 Millionen Leser können nicht irren. Das Buch war ein voller Erfolg. Der Hauptgedanke der Publikation war, das der Verzicht auf Kohlenhydrate und der Konsum von Eiweißen und Fetten bedeutende Diäterfolge erzielt. In der Fachwelt sorgte diese These für Tumulte und rege Diskussionen. Selbst heute - zehn Jahre nach dem Tod des Wissenschaftlers - ist Atkins Diät noch immer umstritten.

Der Verkaufserfolg des Buches und weitere erfolgreiche Publikationen, ermöglichten Atkins die Finanzierung seines New Yorker Atkins Center. Hier beschäftigen sich wissenschaftliche Forscher mit alternativen Behandlungsmethoden und vor allem mit der Ernährungswissenschaft. Nach der These der kohlenhydratarmen Ernährung liegt der Schwerpunkt der Forschungen vor allem auf der Kohlenhydratanalyse. Später, als Atkins mit seinen Büchern bereits sehr erfolgreich war gründete er einen eigenen Lebensmittelkonzern, der sich natürlich der Herstellung kohlenhydratarmer Nahrungsmittel widmet. Das Unternehmen Atkins Nutritionals, Inc. produziert immer noch kohlenhydratarme Snacks und Menüs.

Atkins revolutionäre Entdeckungen machten die Atkins Diät natürlich auch außerhalb der USA sehr bekannt.

Weltweit wurde die Diät getestet und es stellte sich schnell heraus, dass sie funktionierte. In einer der vielen Studien wurden zwei Gruppen von Probanden mit genau derselben Energiemenge ernährt. Eine Gruppe ernährte sich fettarm die andere kohlenhydratarm bei gleicher Kalorienzahl. Der Anteil an Körperfett verringerte sich in beiden Gruppen. Die Teilnehmer in der Gruppe, die auf Fett verzichtete litt aber unter recht bald unter Stress und Unlust. Nach einem längeren Zeitraum hatte sich der Körperfettanteil dieser Gruppe sogar über den Pegel vor Beginn der Diät ausgeweitet. Die mit wenig Kohlenhydraten ernährten Probanden reduzierten dauerhaft ihren Körperfettanteil und erfreuten sich bester Laune und Gesundheit.

Verblüffend war, dass in unzähligen Studien immer wieder die kohlenhydratarme Ernährung und die Anreicherung an Fett und Proteinen, die besseren Ergebnisse hervorbrachte.

Wenn man die Genetik betrachtet, so hat sich der Mensch insgesamt zwar verändert und entwickelt, der Stoffwechsel ist jedoch seinem Ziel der Energiegewinnung treu geblieben und greift dabei immer noch auf das Verfahren zurück, welches die Evolution ihm mitgegeben hat. Lapidar gesagt, könnte man sagen: Essen und Ausscheiden. Und was oben reingeht kommt unten irgendwie umgesetzt wieder raus oder verbleibt in Form von bösen adipösen Rundungen im Körper. Der Mensch in seiner Anfangszeit war Jäger und Sammler. Die Ernährung war also fleischreich oder je nach Region auch fischreich. Beilagen wie Gemüse, Reis und Kartoffeln kamen erst zur Zeit des Ackerbaus hinzu.

Über Nudeln und Knödel denken wir besser gar nicht erst nach. Wollte der damalige Mensch Beilagen haben, mussten Beeren, Samen, Wurzeln und Nüsse gesammelt werden. Nüsse, Fleisch und Fisch sind fett- und proteinreiche Lebensmittel. Kohlenhydrate fand der damalige Mensch lediglich in Waldfrüchten und Bienenstöcken.

Natürlich waren diese natürlichen Süßigkeiten sehr beliebt und hatten auch den positiven Nebeneffekt, dass die daraus gewonnene Energie relativ schnell frei gesetzt wurde. Immerhin darf man nicht vergessen, dass der Mensch damals nicht nur Jäger war, sondern auch den ein oder anderen natürlichen Feind hatte, den es erfolgreich zu bekämpfen galt. Der Seltenheitswert der Kohlenhydrate in der damaligen Zeit, führt noch heute dazu, dass Menschen Süßes so gerne mögen. Da können wir nur sagen: Herzlichen Dank Evolution! Das Dilemma geht sogar soweit, dass das Herz einer Frau nicht einmal beim Anblick eines männlichen Leckerbissens so schnell schlägt, wie beim Anblick eines leckeren Desserts. Traurig - nicht nur für die Frauen.

Zusammenfassend können wir sagen, dass die Ernährung schon vor tausenden von Jahren überwiegend ketogen war. Und dann kam die Moderne. Vor etwa 10000 Jahren kultivierten die Menschen Ländereien und betrieben Ackerbau. Natürlich war es für die Menschen damals wesentlich leichter, seine Nahrung zu sichern. Die pflanzliche Ernährung war halt nur kohlehydratreicher. Mit dieser für die Menschheit natürlich fortschrittlichen Entwicklung, traten auch die ersten gesundheitlichen Störungen auf, die wir heute allgemein als Gesellschafts- oder Wohlstandserkrankungen bezeichnen. Es gibt geschichtliche Dokumentationen über Karies Fresssucht, Migräne, Diabetes, Depression und andere Krankheiten. Dass es diese vorher nicht gab, beweist unsere Existenz. Mit ziemlicher Sicherheit wäre die Menschheit ausgestorben, wenn es diese ganzen Gebrechen schon früher gegeben hätte. Grundsatz der Evolution war schließlich: Nur die Harten kommen in den Garten. Überleben war Pflicht!

Noch heute werden diese Diagnosen auf einen erhöhten Konsum von Kohlenhydraten zurückgeführt. Fett spielt in diesem Zusammenhang natürlich auch eine Rolle, jedoch in erster Linie das Zuviel an Fett.

Die Mär von den guten Kohlenhydraten

In der Biologie gibt es sogar einen ganzen Zweig der sich den Kohlenhydraten widmet - die Glykobiologie. Biologisch und chemisch bilden Kohlenhydrate eine nicht unbedeutende Stoffklasse. Wissenschaftlich werden Kohlenhydrate auch Saccharide genannt. Sie entstehen als Ergebnis von Photosynthese und sind wesentlichster Teil der Biomasse. Mono-, Di und Polysaccharide machen einen der größten verwertbaren Nahrungsanteile aus. Verwertbar heißt in Zusammenhang mit Ernährung und ketogener Diät: energieliefernd.

Wer kann sich nicht an Experimente im Schulunterricht erinnern, wo weiße Bohnen angekratzt und mit irgendeiner Blaufärbung, Stärke - also Kohlenhydrate nachgewiesen wurden. Im Chemieunterricht waren die chemischen Formeln interessant und sahen aufgemalt recht dekorativ aus. Hängen geblieben sind aber wohl nur die Informationen, dass es Einfach-, Zweifach- und Mehrfachzucker gibt. Und damit ist nicht die Anzahl von Zuckerwürfeln im Kaffee oder Tee gemeint.

Die Zersetzung von Kohlenhydraten erfolgt bereits im Mund über die Mundschleimhaut und durch die Atmung. Durch Glykolyse können Kohlenhydrate vor allem natürlich Zucker in seinen vielfältigen Formen vollständig zu Wasser und Kohlendioxid abgebaut werden. Glukose ist die reinste Form von Kohlenhydraten. In jüngerer Zeit wurde immer wieder von guten und schlechten Kohlenhydraten gesprochen. Hierfür wurde der Glukose ein Indexwert von 100 zugeschrieben und anderen Lebensmitteln danach der sogenannte glykämische Index ausgerechnet. Anhand dieses Indexes sollten abnehmwillige Personen ihre Lebensmittel zusammenstellen. Der glykämische Index soll den Zusammenhang von Kohlenhydrataufnahme, Verdauung und Blutzuckerspiegel verdeutlichen. Es wurde in verschiedenen Tabellen in schlechte und weniger schlechte bis hin zu guten Kohlenhydraten und Lebensmitteln unterschieden. Das bekannteste System hierfür ist wohl die Montignac-Methode.

Im Grunde genommen kann dieses ganze Theater um gute und schlechte Kohlenhydrate jedoch völlig ignoriert werden, mit Ausnahme eben der Tatsache, dass Industriezucker ganz schlechte Kohlenhydrate sind. Bei allen anderen Kohlenhydraten kommt es eben immer auf die Dosis an und da ist weniger halt immer mehr.

Unser Blutzuckerspiegel spielt sowieso sein eigenes Spiel mit den Kohlenhydraten. Wird auf leicht verdauliche Kohlenhydrate zurück gegriffen, steigt der Blutzucker. Insulin wird vermehrt ausgeschüttet. Wurde die Energie aus den Kohlenhydraten aufgenommen, fällt der Insulinspiegel in den Keller und der Körper ruft: Hunger, Hunger, Hunger! Der gesundheitsbewusste - weil sich fettarm ernährende - Mensch lädt direkt Kohlenhydrate nach und das Spiel geht von vorn los.

Auch wenn Fett eine höhere Energiedichte hat, machen viele Kalorien aus vielen Kohlenhydraten eben auch dick. Ob die Kohlenhydrate im Stoffwechsel langsam oder schnell freigesetzt werden, ist dem Blutzuckerspiegel und Insulinpegel relativ egal. Daher kann der Glyx getrost vernachlässigt werden.

Keine Angst vor Fett

Es soll Leute geben, die ekeln sich schon vor dem Wort Fett, sehen Bauchfalten vor ihrem inneren Augen und gelbe Fettaugen auf der Suppe. Und dass man von Fett auch fett wird, braucht ja wohl keinen Beweis oder? Da muss man sich ja nur Chips essende Couchpotatoes anschauen. Unglaublich wie viele Halbwahrheiten und Irrtümer sich um einen der wesentlichsten Nahrungsbestandteile ranken. Trotzdem muss hier zur Verteidigung der Leute auch angeführt werden, dass ihnen diese Irrtümer anerzogen wurden. Die Zeit des Wirtschaftswunders und der Boom der guten Butter brachten diabetische Pummelchen hervor, die für ihre Kinder doch im Grunde nur das Idealgewicht wollten und so hieß es vielleicht nicht einmal: Fett ist ungesund, sondern nur: Guck mich an! Und zusätzlich verwirrend ist die Uneinigkeit von Ernährungswissenschaftlern.

Eine Umfrage von Becel hat ergeben, dass nur gut ein Viertel der Befragten über gesättigte und ungesättigte Fettsäuren Bescheid wussten und den Unterschied auch erklären konnten. Dass es überhaupt einen Qualitätsunterschied bei Fetten gibt, war vielen gar nicht bewusst. Da fragt man sich, ob die Leute ihre Fritten mit Motorenöl frittieren.

Warum aber sollten wir Fett essen? Zum Einen weil wir schließlich aus Fett bestehen und zwar nicht nur an Bauch, Beinen und Po, wo wir Fett nicht haben wollen. Unser Denkorgan ist fast pures Fett und hier brauchen wir das Fett sogar. Es isoliert die Nervenzellen. Fett ist also echte Nervennahrung. Würde jemand sich völlig fettfrei ernähren, könnte er nicht lange überleben, so die Aussage von Andreas Pfeiffer - Professor für Innere Medizin. Fett enthält hochwichtige Stoffe, die wir in anderen Lebensmitteln gar nicht finden und einen Mangel entsprechend nicht kompensieren könnten. Außerdem werden mehrere wichtige Vitamine nur in Verbindung mit Fett in unserem Körper freigesetzt. Gerade die derzeit viel beworbenen Abnehmpillen werben dafür, dass Fett gebunden und unverdaut ausgeschieden wird. Wie sich das auf fettlösliche Vitamine auswirkt, steht in den Beipackzetteln leider meist nicht. Nicht zuletzt sollten wir natürlich auch Fett essen, weil Essen mit Fett einfach besser schmeckt. Fett ist bekanntlich ein Geschmacksträger. Was denken Naschkatzen denn, macht Schokolade so lecker?

Welche Menge denn jetzt wirklich als gesund gilt ist umstritten. Die Deutsche Gesellschaft für Ernährung hat sich mit ihrem Richtwert an den USA orientiert. Dass dieser Wert ziemlich willkürlich zum Richtwert deklariert wurde, wird einfach nicht weiter hinterfragt. Die DGE empfiehlt jedenfalls maximal 30 % der täglich konsumierten Kalorien aus Fett zu beziehen. Aus Sicht von Atkins viel zu wenig.

Das ausgerechnet das Land der Schwergewichte - die USA, gegen einen ausreichenden Fettkonsum propagieren ist zum Teil schon grotesk. George McGovern glaubte Medizinern aus Minnesota, dass Menschen in Ländern in denen weniger Fleisch gegessen wird, Herzinfarkte seltener auftreten. Diese Meinung wurde sowas wie sein Wahlprogramm als der Senator sich als demokratischer Präsidentschaftskandidat aufstellte. Fettgenuss als Politikum. Damit war der Krieg gegen den Nahrungsbestandteil Fett angezettelt. Das Ganze ist jetzt 50 Jahre her. Doch die Meinung hält sich immer noch. Und dem puritanischen Amerika mit dem Slogan: No Sex, No Drugs, No Alkohol kam ein No mehr anscheinend ziemlich gelegen. Ein neuer Industriezweig entwickelte sich und die amerikanischen Genussverachter starteten eine Anti-Fett-Kampagne vom Feinsten. Genutzt hat es ihnen nichts. Die Gesundheit der Amerikaner hat sich nicht verbessert und gewichtsmäßig schwanken die Amerikaner überwiegend zwischen Magersucht und Adipositas.

Ob Jemand vom Fett im Essen zunimmt oder nicht, hängt vor allem auch von seinem Energieverbrauch ab. Natürlich hat Fett eine hohe Energiedichte und die Rechnung ist ziemlich einfach: Je mehr Energie aufgenommen wird, desto mehr muss verbrannt werden, um sein Gewicht zu halten. An Abnehmen denken wir da noch gar nicht. Doch wie die Grundsätze der ketogenen Diät uns ja bereits verdeutlicht haben, setzt der Körper aus Fett gewonnene Energie anders um, als Energie die aus Kohlenhydraten gewonnen wird. Trotzdem muss in Zusammenhang mit Stoffwechsel und Gewicht immer auch auf Bewegung hingewiesen werden. So nimmt ein Sesselpupser der täglich 4000 Kalorien zu sich nimmt bedeutend mehr zu als ein Sportsfreund der sich auf den Iron Man vorbereitet.

Dass die Deutschen und die Amerikaner dicke miteinander sind, hat vielleicht auch damit zu tun, dass es die Nationen der Dicken sind. In den Niederlanden ist das Radfahren kein Sport sondern eine Art der Fortbewegung. Entsprechend ist das Durchschnittsgewicht dort wesentlich näher an einem gesunden Wert als bei uns in Deutschland oder gar in Amerika.

Ob Menschen die sich fettarm ernähren wirklich leben, konnte nicht sicher bewiesen werden. Das lag sicher auch daran, dass die Universität Manchester mehr als 15000 Studien, die sich mit der Auswirkung von Fett auf den Gesundheitszustand beschäftigten, verglichen hat. Das Ergebnis war traurig. Nur auf die Nachkommastelle haargenau en 0,160513643659711 % der Studien, hielten überhaupt wissenschaftlichen Kriterien stand. Namhafte Mediziner vermuten, dass bei schlanken Menschen mit einem normalen Body-Maß-Index die Ernährung keinen nennenswerten Einfluss auf die Gesundheit hat. Bei Risikogruppen wie Diabetikern, Infarktpatienten und

Übergewichtigen hingegen kann eine ausgewogenere Ernährung, die auch zur Optimierung des Gewichtes führt, durchaus lebensverlängernd wirken.

Die fettreduzierten Produkte gaukeln den Verbrauchern vor, dass sie in größeren Mengen verzehrt werden dürften (du darfst) und dass ungesunde Bestandteile durch gesunde ersetzt wurden. Das funktioniert so natürlich nicht. In den meisten Fällen werden die reduzierten Fette gegen Kohlenhydrate oder quellfähige Inhaltsstoffe ausgetauscht, Nahrungsmittel mit Wasser angereichert oder sogar durch Luft voluminöser gemacht. Gerade im Zusammenhang mit unserem Thema - der ketogenen Diät - muss darauf hingewiesen werden, dass sich hinter dem Inhaltsstoff E407 in Lebensmitteln ein langkettiges Kohlenhydrat namens Carragen verbirgt. Carragen wird aus Algen gewonnen und es ist nicht unumstritten, weil es in Verdacht steht, Magen- und Darmschleimhäute zu schädigen. Damit sich die fettarmen Produkte halten, werden oft Konservierungsstoffe hinzugegeben, auf die eine Menge Verbraucher allergisch reagieren können. Bakterien und Schimmel vermehren sich in Fett bei weitem nicht so gut wie in Wasser. Wasser jedoch wird vielen Lebensmitteln nach der Fettreduktion zugesetzt, um eine dem Lebensmittel entsprechende Konsistenz zu erhalten.

Bedauerlicherweise wurde eine Menge Zeit und Energie auf die Entwicklung von Fettersatzstoffen verschwendet. In Amerika fand ein Fettersatz namens Olestra den Weg in die Chipstüte. Damit müsste eigentlich jeder Chipstüte ein Beipackzettel beiliegen, ähnlich wie bei Medikamenten, und auf die Nebenwirkungen hinweisen. Krämpfe und Durchfall machen den Chipsgenuss zu keinem Vergnügen. In Deutschland sind derartige Substanzen zum Glück verboten.

Eine Art von Fett gibt es, die dem Körper nicht unbedingt

nutzt. Das ist das Milchfett. Hier sollte wirklich auf eine Reduktion geachtet werden. Ansonsten ist Fettreduktion nicht unbedingt der beste Weg, Gewicht zu verlieren. In Amerika ist durch die Low-Fat-Kampagne der Verzehr von Fettkalorien zwar ziemlich gesunken, jedoch kam es nicht zu einer gesunderen und schlankeren Bevölkerung. Wie wir inzwischen wissen liegt das an der vermehrten Kohlenhydrataufnahme.

Es lohnt sich wirklich, sich umfassend über Fette zu informieren. Denn es gibt durchaus Good Fats und Bad Fats. Ungesättigte Fettsäuren sind natürlich viel gesünder als gesättigte und wirken sich auch nicht so negativ auf die Blutfettwerte aus. Vor allem mehrfach ungesättigte Fettsäuren sind richtig gesund. Bei den einfach ungesättigten Fettsäuren ist unser Körper durchaus zur Selbsthilfe fähig. Die produziert er einfach selbst. Bei mehrfach ungesättigten Fettsäuren geht das nicht. Hier müssen die richtigen Nahrungsmittel als Lieferanten dienen.

Unter dem Gesichtspunkt der guten Fette muss unbedingt auf die essenziellen Fettsäuren hingewiesen werden. Omega 3 und Omega 6 sind hier bekannte Begriffe. Die essenziellen Fettsäuren sind für unsere Organe von sehr großer Bedeutung. Professor Werner Richter sagt ihnen sogar positive medikamentöse Wirkungen nach.

Nicht umsonst lachen andere Nationen über unsere deutsche Mentalität. Als Nation von Autoproduzenten wird für Motorenöl in Deutschland wesentlich mehr Geld ausgegeben als für Fette und Öle die wir essen. Unsere „Geiz ist geil Mentalität" kostet uns in puncto Ernährung vielleicht unsere Gesundheit oder gar das Leben. Gesunde Ernährung und Sparen gehen nicht zusammen.

Für wen ist die ketogene Diät geeignet

Grundsätzlich können übergewichtige Menschen die ansonsten gesund sind, sich einer ketogenen Diät unterziehen. Es gibt aber auch Erkrankungen bei denen die ketogene Diät Teil der Therapie oder Prophylaxe sein kann. Epilepsie, Krebs, Pyruvatdehydrogenase-Mangel, Glukosetransporter (GLUT1)-Defekt, Störungen im Komplex I der Atmungskette, Rett-Syndrom, Doose-Syndrom, Tuberöse Sklerose, Dravet Syndrom und Infantile Spasmen gehören dazu. In Einzelfällen werden auch Patienten mit Mitochondriopatien, Glycogenose Typ V, Autismus, Lafora body disease, Ohtahara-Syndroms, Landau-Kleffner-Syndrom und Subakuter sklerotischer Panenzephalitis (SSPE) behandelt. Das klingt jetzt natürlich alles sehr medizinisch. Wer von all diesen Krankheiten bisher nichts gehört hat, darf sich freuen. Denn Betroffene haben zum Teil schwere gesundheitliche Einschränkungen unter denen auch die Lebensqualität sehr leidet. Näher eingegangen werden soll hier nur auf einige der Krankheitsbilder.

Epileptiker, vor allem auch betroffene Kinder bei denen mehr als zwei entkrampfende Medikamente nicht ausreichend wirken oder wo Epilepsiechirurgie nicht möglich ist, kann die ketogene Diät positiv wirken. Je nach Anfallsform und Epilepsieursache kann es sogar zu einer Anfallsfreiheit kommen, wenn konsequente ketogene Ernährung durchgesetzt wird. Vor allem bei jüngeren Kindern sind hier gute Erfolge zu verzeichnen. Bereits 1921 wurde die ketogene Diät bereits als antikonvilsive (gegen Krämpfe wirkend) Therapieform eingeführt. Sie wurde bei Fällen in denen Kaliumbromid und Phenobabital nicht wirkten. Grund dafür war die Beobachtung, dass Hungern sich positiv auf die Anfallssituationen auswirkte. Um den Patienten trotzdem Energie zuzuführen, wurden fett- und proteinangereicherte Nahrungsmittel angeboten. Aus diesen Methoden bildete sich die ketogene Diät.

Das Rett-Syndrom ist eine Entwicklungsstörung die überwiegend bei weiblichen Patienten zu beobachten ist. Das liegt vor allem daran, dass männliche Betroffene im Körper der Schwangeren bereits sterben. Betroffene Kinder entwickeln sich die ersten sechs bis sieben Monate völlig im Normbereich. Danach stagniert die Entwicklung und innerhalb relativ kurzer Zeit verlernen die Kinder erworbene Fähigkeiten auch wieder. Oft liegen körperliche und geistige Mehrfachbehinderungen vor und ein selbstständiges Leben ist den Erkrankten nicht möglich.

Beim Landau-Kleffner-Syndrom bekommen Kinder eine sehr seltene Kombination aus Sprachstörung (Aphasie) und Epilepsie. Es handelt sich nicht um eine angeborene Epilepsie. Die ketogene Diät hier wird natürlich vor allem unter dem Aspekt des Krampfleidens eingesetzt. Ähnlich ist es auch beim Ohtahara-Syndrom, welches ebenfalls mit Epilepsie einhergeht und schwere Entwicklungsstörungen mit sich bringt.

Dass die ketogene Diät als Krebsvorsorge bzw. -behandlung gesehen wird, hat kürzlich der Norddeutsche Rundfunk in einer Ratgebersendung publiziert. Krebszellen benötigen viel Energie und vor allem Kohlenhydrate schaffen kurzfristig und schnell ziemlich hohe Blutzuckerspitzen. Risikopersonen und Erkrankte sollten eben dieses Hochschnellen des Blutzuckers meiden. Da bietet sich die ketogene Ernährungsweise einfach an. Auch Patienten mit Multiple Sklerose könnten profitieren. An anderen Stellen wird ausdrücklich darauf hingewiesen, dass nirgends wissenschaftlich belegt ist, dass die ketogene Diät einen Tumor aushungern kann. Es ist anzunehmen, dass jedem klar ist, dass eine Diät alleine keinen Krebs heilen kann. Wer bereits erkrankt ist und vielleicht inoperable Tumore hat, dem reicht es ggf. schon aus, wenn ein Tumor nicht weiter wächst. Gerade bei raumfordernden Vorkommen im Kopf kann dies sehr bedeutsam sein.

Dass der Zuckerstoffwechsel in Tumoren erhöht ist und bösartige Zellen einen regelrechten Zuckerhunger haben, wurde bereits mehrfach hervorgehoben. Otto Warburg - immerhin ein Nobelpreisträger - hat die Entdeckung gemacht, dass Krebszellen ihre Energie nicht aus der Zellatmung gewinnen, sondern von der Vergärung von Zucker abhängig sind. Diese Vergärung in Tumoren ist bereits mehrfach nachgewiesen worden. Allerdings ist dieser Umstand nicht die Ursache für die Entstehung von Tumoren, sondern lediglich die Folge der Tumorbildung, die wiederum durch einen Sauerstoffmangel in den Krebszellen ihre Basis hat. Durch die ketogene Diät kann das Tumorwachstum gehemmt werden. Wird nicht ausreichend Glukose für die Vergärung zugeführt, können die Gärprodukte (Milchsäure) auch die angrenzenden gesunden Zellen nicht zerstören. Das Bilden von Metastasen wird erschwert. Ohne Glukose kann diese Vergärung nicht statt finden. Auch sonst ist es für die Tumorzellen schwer, Energie zu gewinnen - in dem Fall besser gesagt - zu rauben. Die Fettverbrennung wird in Tumorzellen reduziert. Diese Kriterien sind die Ansätze für den Gedanken, dass die ketogene Ernährung bei Krebs Sinn macht. Es sei hier deutlich darauf hingewiesen, dass ketogene Diät nicht eine ärztliche Behandlung, Operationen usw. ersetzen kann.

Experten diskutieren auch den Einsatz der ketogenen Diät bei Alzheimer und Parkinson. Bei Alzheimer wird die Glukoseverwertung im Gehirn verringert. In Tierversuchen wurde festgestellt, dass sich die Ablagerung des speziellen Alzheimer-Proteins durch ketogene Ernährung um etwa 25 % verringert. Parkinson wird durch einen Defekt in den Mitochondrien hervorgerufen.

Hier wurde in Tierversuchen Mäusen diese Krankheit

durch ein Nervengift impliziert. Keton-Infusionen zeigten deutliche Verbesserungen des Krankheitsbildes.

An Menschen wird in diesen Bereichen noch nicht so ausreichend getestet, dass es verlässliche Daten für eine fundierte These gibt. Doch die ersten Ergebnisse aus den Tierversuchen lassen hoffen.

Für wen ist die ketogene Diät nicht geeignet

Hier gibt es weitaus weniger Zielgruppen. Grundsätzlich sollte jeder, der eine Diät machen will und über eine ernsthafte Erkrankung verfügt, das mit seinem Hausarzt besprechen. Dieser kann die Risiko weitaus besser einschätzen als Ratgeber in Buchform oder aus dem Internet.

Gegen die ketogene Diät sprechen einige Stoffwechselerkrankungen und Allergien. Diabetes muss kein Hindernis sein, erfordert aber gezielte ärztliche Begleitung.

Ein besonders kritischer Punkt in Hinsicht auf die Ketose ist die Tatsache, dass Ketonkörper sauer sind. Wer ohnehin an einer Säure-Basen-Haushalt-Unausgeglichenheit leidet, sollte vorsichtig sein. Ansonsten entspricht der Säurehaushalt unter der Ketose in etwa dem einer Schwangeren. Mit einer gesunden Regulationsfunktion schafft es der Körper das saure Milieu in einem unschädlichen Bereich zu halten.

Wird weniger kohlenhydrathaltige Nahrung aufgenommen, bildet der Körper weniger Glukose und Glykogen. Letzteres bindet Wasser im Körper. Dieses Wasser wird entsprechend zu Beginn einer ketogenen Diät vom Körper abgegeben und fehlt dem Körper in den Zellen, der Muskulatur etc. Durch ausreichend Flüssigkeitsaufnahme kann dies bei einem gesunden Menschen jedoch gut ausgeglichen werden.

Im Normalfall wird der Cholesterinspiegel aufgrund einer ketogenen Diät nicht unbedingt schlechter. Wer hier allerdings Probleme hat sollte seine Blutwerte kontrollieren lassen und nicht ohne OK vom Hausarzt auf ketogene Ernährung umstellen.

Nierenkranke die ohnehin Probleme haben ihren Proteinhaushalt über die Nieren zu regulieren sollten sich nicht ketogen ernähren. Das trifft natürlich vor allem auch auf Dialysepatienten zu.

Positive Wirkungen der ketogenen Diät

Ketose ist ein Stoffwechselzustand der kaum ein Hungergefühl zulässt. Das liegt vor allem an der hungerstillenden Wirkung von Ketonkörpern. Psychisch bedingt kann es allerdings trotzdem zu Appetit auf Kohlenhydrate kommen.

In den meisten Fällen verbessern sich die Cholesterinwerte und auch die Blutzuckerwerte. Der Körper produziert die Ketonkörper so, dass er einen idealen Blutzuckerlevel halten kann. Und das dauerhaft.

Die Diäten fallen leichter, weil es kaum Hungergefühle gibt. Selbst bei einem hohen Defizit an Kalorien wird der Körper nicht mit Hungerattacken reagieren. Die Ketose ist ein natürlicher Stoffwechselzustand und kein durch eine Diät künstlich hervorgerufenes Stadium. Daher wehrt sich der Körper in der Regel nicht gegen das Kaloriendefizit. Auch auf die Hormone wirkt die ketogene Diät positiv.

Ketogene Diät und Abnehmen

Atkins hat einen sehr treffenden Titel für sein Buch gewählt. Die ketogene Ernährung ist eine Revolution in der Ernährungswissenschaft. Sie kann jedem empfohlen werden, der sich gesünder ernähren und vielleicht auch ein paar Kilo Körperfett los werden will. Eine strenge ketogene Diät ist vor allem bei Sportlern häufig ein Thema, die das Ziel anstreben: maximale Muskelmasse in kurzer Zeit und kein Gramm Körperfett, das mit bloßen Augen zu sehen ist.

Werfen wir einen Blick auf die Umsetzung der ketogenen Diät. Zuerst sollte das eigene Essverhalten beobachtet und analysiert werden. Nur wer weiß, wann und wie viele Kohlenhydrate er isst, kann diese auch gezielt minimieren. Der Speiseplan muss sehr wahrscheinlich komplett umgestellt werden. Zucker, Mehl, Pasta ... Das war einmal. Jetzt gibt es Fleisch, Fisch, Eier und Fette. Milchprodukte nur in Maßen, weil Milchfette keinen Nutzen für den Körper haben. Die ketogene Diät macht nur Sinn, wenn wenigstens drei Monate durchgehalten wird. Am besten ist natürlich eine dauerhafte Umstellung auf eine weitgehende ketogene Ernährung. Nur dann wird auch der Stoffwechsel auf Dauer umprogrammiert und die Gewichtsabnahme stagniert nicht und das Zielgewicht kann dann auch auf Dauer gehalten werden.

Der Anwender darf so viele fett- und eiweißreichen Speisen essen wie er kann und mag, soll aber in seinem errechneten Kalorienrahmen bleiben.

Ziel der ketogenen Diät

Durch die ketogene Diät soll in möglichst kurzer Zeit eine möglichst hohe Gewichtsreduktion stattfinden. Denn der Mythos, dass langsames Abnehmen gesünder ist, ist unwahr! Man muss immerhin bedenken, dass eine Diät zu 50 Protzent aus Psychologie besteht. Das heißt: Nimmt man schnell an Gewicht ab, bleibt man motiviert!

Und wenn erst einmal das Fett an den Problemzonen verschwunden ist, kann man auch damit beginnen, Muskeln aufzubauen. Denn fest steht, wer einen flachen Bauch will, muss zunächst das Fett verlieren, bevor er Muskeln aufbaut. Der Grund: Die Muskeln liegen unterhalb der Fettschicht. Trainiert man nun beispielsweise mit Hilfe von Situps die Bauchmuskeln, drücken diese das Fett nur noch weiter nach außen.

Die ketogene Diät ist in keiner Weise ungesund. Es soll ja auch nicht für immer auf Kohlehydrate verzichtet werden, sondern nur so lange, bis sich das neue Gewicht stabilisiert hat und der Körper es als Normalgewicht anerkannt hat.

Denn damit kommen wir zu einem weiteren Grund für den häufig auftretenden Jojo Effekt. Die meisten Diäten hören an dem Punkt, an dem man eine bestimmte Menge Gewicht verloren hat, auf. Bei der ketogenen Diät hingegen, gibt es am Ende noch die sogenannte Stabilisierungsphase. Je länger man das Gewicht konstant hält, desto eher nimmt der Körper es als Normalgewicht an.

Wenn man sich erst einmal an die ketogene Ernährungsweise gewöhnt hat, passiert sie ganz automatisch. Im Supermarkt kauft man die für die ketogene Ernährungsweise richtigen Lebensmittel ein ohne darüber nachzudenken und man weiß irgendwann, zu welcher Zeit man am besten welche Nahrungsmittel essen sollte. Auch Kohlenhydrate, genauso wie Süßigkeiten und sogenannte kleine „Ausreißer“ sind erlaubt. Und sollte das Gewicht doch einmal wieder aus der Kontrolle geraten, legt man einfach mal wieder eine Woche ein, in der man radikal auf Kohlenhydrate verzichtet.

Teil 2

Welche Lebensmittel eignen sich

Bevor man verstehen kann, wie die ketogene Diät funktioniert, muss man einige Grundlegende Vorgänge und Mechanismen unseres Körpers kennen. Diese werden Ihnen im Folgenden verdeutlicht und erläutert.

Doch zunächst noch einmal zusammenfassend einige Fakten, derer man sich bewusst werden sollte, um den Unterschied zwischen der ketogenen Diät zu einer ganzen Reihe anderer Diäten zu erkennen.

→
Die ketogene Ernährung unterscheidet sich ganz wesentlich von der Ernährung bei vielen „herkömmlichen Diäten“. Unmengen von Diäten basieren darauf, möglichst fettarm und gesund zu essen. Sprich viel Obst, Vollkornprodukte, sowie Light- und Fitnessprodukte zu sich zu nehmen. Hinzu kommt oft das lästige Kalorienzählen und das Abwiegen der Lebensmittel. Denn nur eine bestimmte Menge darf zu sich genommen werden. Einige Diäten erfordern das Umrechnen in Punkte und haben komplizierte mathematische Formeln zum Berechnen der eigenen Tagespunktanzahl, die konsumiert werden darf.

→
Sehr erschreckend jedoch ist, dass trotz dieses enormen Aufwands der betrieben werden muss, 80 Prozent aller Menschen, die in ihrem Leben einen ernsthaften Diätversuch (mit einer solchen „herkömmlichen Diät“) unternommen haben, bereits kurz nach der Diät mehr wiegen als zuvor. Was sagt uns das? Irgendetwas muss da doch gewaltig schieflaufen!

→

Was das ist, fragen Sie sich? Gerade diese scheinbar gesunden und dem Körper guttuenden Lebensmittel enthalten zwar wenig Fett, aber dafür umso mehr Kohlenhydrate!

→

Und damit kommen wir zu den zwei wesentlichsten aller Unterschiede von der ketogenen Diät zu „herkömmlichen Diäten".

Zum einen liegt das Augenmerk bei der ketogenen Diät nicht auf dem Fettgehalt von Lebensmitteln, sondern auf den enthaltenen Kohlenhydraten! Die Lebensmittel die Sie während der ketogenenen Diät essen, sind vor allem sehr eiweiß-, aber auch fetthaltig.

Und zum andern, kommt es bei der ketogenen Diät nicht darauf an, dass man wenig isst. Hunger? Nein danke. Man kann essen bis man satt ist! Nur eben keine, bzw. möglichst wenig Kohlenhydrate.

Was schließen wir nun daraus? Kohlenhydrate sind Energielieferanten. Das Problem ist: baut man die zu sich genommene Energie nicht ab, lagert sie sich in Form von Fettdepots im Körper ab. (→ es kommt zu einer Gewichtszunahme)

Achten wir nun aber auf eine sehr kohlehydratarme Ernährung, zwingen wir unseren Körper dazu, seine Energie aus dem Abbau von gespeicherten Fetten zu gewinnen. Das Fett wird quasi zur neuen Energiequelle.

Ziel ist es, den Stoffwechsel langfristig umzustellen.

Und genau damit kommen wir zum Hauptgrund der vielen scheiternden Diätversuche, die auf „herkömmlichen" und

„so und so viel Tage Diäten" basieren. Diese begleiten einen viel zu kurz. Die ketogene Diät hingegen, ist eine Heranführung an die ketogene Ernährungsweise. Die Ernährung soll langfristig umgestellt werden.

Denn: Haben Sie sich schon einmal gefragt, warum einige Menschen sofort zunehmen und andere essen können so viel sie wollen und ihr Gewicht dennoch halten?

Der Grund dafür ist der Stoffwechsel!

Beginnen wir doch von Grund auf mit der Frage: Wie kommt Übergewicht überhaupt zustande?

Ein Video im Internet zum Thema Diät führt ein sehr interessantes Beispiel an. Dort wird eine Katze zum Exempel.

Haben Sie schon mal eine Katze gesehen, die in ihrer natürlichen Umgebung lebt, sprich sich viel draußen bewegt, und dick ist? Nein? Ich auch nicht. Der Grund dafür liegt darin, dass die Katze durch die viele Bewegung die zu sich genommene Nahrung verbrennt und somit eine Fetteinlagerung verhindert. Schlank und energiegeladen springt sie durchs Leben. Und zwar bis ins hohe Lebensalter hinein.

Eine Katze hingegen die in einem Menschenhaushalt lebt und fast nie oder tatsächlich gar nicht vor die Haus- oder Wohnungstür kommt, hat nicht die Möglichkeit sich ausreichend zu bewegen. Dennoch frisst sie jeden Tag eine ganze Menge Futter und zwar kalorien- und kohlenhydratangereichertes gekauftes Katzenfutter. Die Folge, sie legt an Gewicht zu.

Und ganz ähnlich funktioniert das auch bei uns Menschen. Wenig Bewegung und viel „falsche" Ernährung, führen zu

Übergewicht. Würden wir heute noch Fischen und Jagen und Fleisch und Fisch essen, statt Brot, Brötchen und Kuchen, hätten wir viele der lebensgefährdenden Krankheiten gar nicht.

Doch was genau ist sind denn „falsche“ Lebensmittel und was sind die „richtigen“? Lassen Sie mich dies ebenfalls kurz an Hand eines Beispiels erläutern. Stellen Sie sich vor, Sie stehen mittags in der Küche und kochen. Es gibt Pasta.

Zum Frühstück hatten Sie lediglich ein frischgepresstes Glas Orangensaft. Ein Bekannter, den Sie zu sich zum Essen eingeladen haben, hat zum Frühstück Rührei mit Schinken gegessen. Die Kalorienanzahl, die Sie beide zu sich genommen haben, ist genau die gleiche!

Nun raten Sie mal, bei wem von Ihnen beiden sich mehr dieser Kalorien als Fett einlagern und bei wem weniger? Ich sage es Ihnen. Ihr Körper lagert deutlich mehr Fett ein als der ihres Bekannten. Der Grund dafür ist folgender.

Das Glas Orangensaft, das Sie getrunken haben, enthält viel Fruchtzucker (Kohlenhydrate). Dieser Fruchtzucker sorgt für den Anstieg des Blutzuckerspiegels. Ein hoher Blutzuckerspiegel wiederum hat die Folge, dass eine Menge Insulin ausgeschüttet wird. Das Wechselspiel zwischen Blutzucker und Insulin muss stimmen!

Daraus folgt für Sie: Durch das viele Insulin, das ihr Körper ausschüttet, wird die Fetteinlagerung im Körper begünstigt und daraus folgt für Ihren Bekannten: Durch das sehr eiweiß- und proteinhaltige Essen, wird nur wenig Insulin ausgeschüttet. Die Folge, der Körper kurbelt die Fettverbrennung an!

Natürliche ketogene Ernährungsmodelle

Die Umwelt beeinflusst Lebensweise und Ernährung enorm. So gibt es auch heute noch Menschengruppen, die sich aufgrund der natürlichen Voraussetzungen ketogen ernähren. Ein Beispiel sind die Inuits, die wir früher noch Eskimo nennen durften. Im hohen Norden ist Ackerbau unmöglich. Jagd und Fischerei sind dort die Wege der Nahrungsbeschaffung. Also wird ausschließlich Fisch und Fleisch gegessen. Am besten beides von den fettigsten Sorten. Purer ist eine ketogene Lebensweise kaum möglich. Trotzdem kommt es bei den Inuits nicht zu Koronarerkrankungen, Cholesterinwerten im gefährlichen Bereich oder Übergewicht. Es geht den Inuits gut und findet doch mal ein Gast dorthin und will Inuit mit Migrationshintergrund werden, so bessert sich der Gesundheitszustand des Migranten schnell und er fühlt sich bald ebenso fit und gut wie die Einheimischen. Würde umgekehrt ein Inuit in unserer Gesellschaft Fuß fassen wollen, würde er seine Ernährung sehr wahrscheinlich an unsere Lebensweise anpassen und wäre ein Kandidat für unsere Wohlstandserkrankungen.

Eine interessante Feststellung ist die, dass Inuits extrem wenig Obst und Gemüse essen, einfach weil es das bei ihnen kaum bis gar nicht gibt. Die Gesundheit der Inuits ist trotzdem nicht von Vitaminmangel geprägt. Ernährungswissenschaftler sind von diesem Phänomen sehr überrascht, entspricht die Ernährung ohne Obst und Gemüse doch der eher als ungesund eingestuften Lebensweise.

In Afrika gibt es einige Stämme die keinen Ackerbau betreiben. Diese ernähren sich ebenfalls ziemlich fettreich und haben einen Gesundheitszustand der sehr nah an den der Inuits heranreicht.

Die beiden Beispiele regen an, nach einem Grund für die

Krankheiten zu suchen. Es liegt nahe, dass die Ursache in der unnatürlich kohlenhydratreichen Ernährung liegt, zumal ein großer Teil der Kohlenhydrate auch noch künstlich sind (Zucker).

Lebensmittelübersicht

In normalen Portionen darf Fleisch gegessen werden. Fleisch enthält Proteine und Fett, was für die Ketose ja sehr günstig ist. Besonders geeignet sind Rind, Hammel, Lamm, Kalb, Wild, Steaks von jeglichen Tieren. Wer es besonders exotisch mag, kann auch Känguru, Krokodil und Co verzehren, ist aber nur eine Option. Weiter geht es mit Geflügel. Hier dürfen Ente, Huhn, Gans, Pute, Fasan, Taube, Wachtel, Maishuhn und sonstiges Getier mit Flügeln auf dem Einkaufszettel und Speiseplan stehen. Geflügel - vor allem ganze Vögel - werden in der Zubereitung ziemlich gern gefüllt. Das kann die ketogene Diät allerdings ziemlich schnell zunichtemachen.

Aus der Wursttheke darf Braten-, Geflügelaufschnitt, Schinken, Brühwurst und Carpaccio konsumiert werden. Alle Produkte sollten keine Füllzusätze haben (z.B. Wiener Würstchen und Konsorten) und auch nicht gepökelt sein, weil das in Pökelware enthaltene Nitrit sich ungünstig auswirkt.

Ob die Verkäufer/innen an der Wursttheke immer die genauen Inhaltsstoffe kennen, darf bezweifelt werden. Und wenn dann sicher eher die Kennzeichnungspflichtigen Substanzen. Gerade in der Anfangszeit ist es daher vielleicht besser auf abgepackte und korrekt ausgezeichnete Wurst zurückzugreifen, weil der Kohlehydratanteil hier wesentlich besser nachvollzogen werden kann. Und es nutzt ja wenig, wenn wir auf den Zucker im Tee verzichten und uns dann aus irgendeiner Wurstsorte Kohlenhydrate zuführen und das vielleicht nicht einmal bemerken.

Fisch ist natürlich auch super geeignet. Ruhig auch fettere Fischarten wie Heilbutt, gerne auch geräuchert. Hier können wirklich alle Fische inklusive Fischkonserven ohne Dressing oder Saucen auf den Teller kommen. Dressings und Saucen in Fischkonserven können ziemlich viele Kohlenhydrate enthalten, also unbedingt genau die Nährwerttabelle studieren. Besser noch ist es, nur auf Konserven zurückzugreifen die den Fisch im eigenen Saft anbieten. Unbedenklich sind Muscheln, Garnelen und andere Meeresfrüchte.

Eier dürfen in jeder Form und Garart genossen werden und zwar unbegrenzt. Bei gefüllten Eiern und Omeletts drauf achten, dass nicht zu viele Kohlenhydrate zugeführt werden, ansonsten kann das Ei gekocht, gebraten oder gespiegelt werden.

Ein kritischer Punkt ist Obst und Gemüse, inklusive Salate. Diese Nahrungsmittel sind vitaminreich und Vitamine brauchen wir natürlich auch. Doch viele Früchte und Gemüsesorten haben ziemlich viel Fruchtzucker. Daher muss hier immer auf die Kohlenhydrate geachtet werden. Bei Salaten geht alles was grün ist. Rucola, Kopfsalat, Eichblatt, Eisberg. Auch das Kraut von Roter Beete und Kohlrabi kann zu Salat verarbeitet werden. Sprossen und Kresse sind ebenfalls günstig. Das Dressing natürlich nicht mit Zucker anreichern und bei Kräutern und Gewürzen unbedingt darauf achten, dass es keine kohlenhydratangereicherten Gewürzmischungen oder Fix-Produkte für Salatsaucen sind. Käse, Thunfisch oder Sardellen im Salat sind erlaubt. Auch grüne Oliven sind geeignet.

Grundsätzlich sind Gemüsesorten wesentlich unbedenklicher als Obst, weil der Kohlenhydratgehalt sich nicht nennenswert auf den Blutzucker auswirkt. Wer also Brokkoli, Endivie, Sellerie, Radieschen oder Kraut essen möchte, kann dies durchaus tun.

Zu den Gewürzen noch ein Hinweis. Alle puren Gewürze dürfen bedenkenlos verwendet werden. Getrocknete Kräuter auch. Bei Senf, Gewürzmischungen und Aromata muss schon wieder ein Blick auf den Kohlenhydratgehalt geworfen werden. Zucker kann durch Süßstoff ersetzt werden. Jetzt wo sich Stevia ja auch auf dem deutschen Markt etabliert hat, kann natürlich auch auf dieses natürliche Süßkraut zurückgegriffen werden. Ansonsten bewirken Rosmarin, Basilikum, Koriander, Petersilie, Dill , Oregano, Thymian und Liebstöckel kulinarische Wunder im ketogenen Kochtopf.

Bei den Fetten ist zwischen Bratfetten und kalt angemachten Fetten zu differenzieren. Butter, Olivenöl extra vergine, Walnussöl und Leinöl sind auf jeden Fall erlaubt. Bei den Ölen ist zu bedenken, dass diese zum Teil hochwichtige Inhaltsstoffe haben. Die mit den mehrfach ungesättigten Fettsäuren sind jedoch die wertvollsten. Ganz oben auf der Liste stehen hier Lachsöl und Leinöl. Jeder kennt die Storys von Eltern oder Großeltern, die gezwungen wurden, täglich einen Löffel Lebertran zu sich zu nehmen. Klar war das eklig. Aber es war gesund. Und Allergien beispielsweise sind bei alten Menschen enorm selten zu finden. Also hat der Lebertran wohl auch genutzt.

Für kalt verwendete Öle empfiehlt es sich, kleine Flaschen aus dunklem Glas zu kaufen und diese im Kühlschrank zu lagern. So bleiben die wichtigen Inhaltsstoffe erhalten und vor allem, sie gehen nicht durch ewige Lagerung kaputt. Wer einmal auf die Verfallsdaten bei Ölen schaut, wird bemerken, dass die teuren hochwertigen Öle mit mehrfach ungesättigten Fettsäuren eine kürzere Mindesthaltbarkeit haben. Das Überschreiten des Verfallsdatum heißt natürlich nicht, dass das Öl dann schlecht ist, aber es hat eben nicht mehr all die wertvollen Omegasäuren, weswegen man ja in erster Linie bereit ist, tiefer in die Tasche zu greifen.
In kaltgepressten oder unraffinierten Ölen sollte nicht gebraten oder frittiert werden. Sie haben einen niedrigen

Flammpunkt und verlieren beim Überschreiten des Flammpunktes durch das Verräuchern ihre wertvollen Inhaltstoffe und bilden sogar schädliche Stoffe, die Nitrosamine. Margarine steht gar nicht auf dem Plan bei der ketogenen Diät. Durch die Füllstoffe, die das Fett ersetzen hat sie sich sozusagen disqualifiziert.

Kurzgebratenes sollte daher lieber in selbstgeklärter Butter oder in der indisch geklärten Butter namens Ghee sautiert werden. Auch Kokosöl eignet sich hervorragend zum braten.

Atkins weist übrigens drauf hin, dass Mayonnaise durchaus verwendet werden kann, wenn sie nicht zu viele Kohlenhydrate hat. Personen mit Pilzinfektionen sollten aber auf Mayo gänzlich verzichten. Auf Milch und Milchprodukte ebenso oder stark reduzieren.

Milch enthält Milchzucker und sollte daher nicht getrunken werden. Wer seinen Kaffee nicht schwarz mag, kann auf Sahne zurückgreifen, diese enthält weniger Kohlenhydrate als Milch. Bis zu 4 TL pro Tag sind erlaubt.

Auch Käse, welcher ja bekanntlich aus Milch gemacht wird, sind Kohlenhydrate enthalten. In der einen Sorte mehr, in einer anderen weniger. Hier muss einfach auf die Nährwerte geschaut werden. Grundsätzlich wird eher zu Hartkäsesorten geraten. Der Fettgehalt ist hier weniger relevant wie der Kohlehydratgehalt. Achtung - Käseersatzprodukte sind tabu.

Essen hin oder her. Wesentlich wichtiger ist ja trotz allem noch Trinken. Hier kann man mit Wasser nach wie vor nichts falsch machen. Wer sich sein Trinkwasser selbst mit Kohlensäure anreichert durch Soda Stream, Wasser Maxx und Co verzichtet natürlich auf die zum Teil widerlich süßen Sirups. Brühe von Huhn oder Rind sind ebenfalls erlaubt. Auf koffeinhaltige Getränke sollte während Diäten ja immer verzichtet werden, daher bei Kaffee und Schwarztee Verzicht üben und selbst bei koffeinfreiem Kaffee eher kürzer treten. Kräutertees, Eistee (Zuckerfrei) und selbstgemachte, zuckerfreie Limonaden sind gestattet.

Als Saft wird nur der Saft von Zitrone oder Limone empfohlen. Davon dürften die wenigsten pur sehr viel trinken, doch auch dieses saure Gesöff hat immer noch Kohlenhydrate in Form von Fruchtzucker. Auch wenn das nicht zu schmecken ist, muss die Menge auf den Tagessatz an Kohlenhydraten angerechnet werden, so Jemand tatsächlich diese Säfte pur trinkt. Ein Spritzer Zitronensaft im Salat oder Tee darf sicher vernachlässigt werden.

Freunde des Desserts werden schon beim Lesen des E-Books leiden. Doch keine Panik, auch hier gibt es Möglichkeiten (siehe "Rezepte-Teil).

Zu Diätlebensmitteln kann grundsätzlich gesagt werden, dass die meisten angebotenen Produkte fettarm sind. Und weil hier der Geschmacksträger fehlt, sind meistens Kohlenhydrate en masse zugesetzt. Daher hier am besten die Finger von lassen.

Stevia darf ja erst seit 2012 in der EU als Lebensmittel angeboten werden. Daher ist das in Atkins Büchern auch nicht wirklich zu finden. Allerdings ist Stevia ein kalorienfreies natürliches Süßmittel, welches in Deutschland zumindest auch vorher schon als Pflanze zu kaufen war. Nur eben nicht als Kraut oder Heilpflanze, sondern als Zierpflanze. Doch Insider haben diese schon lange in ihrem Kräutergarten oder auf dem Balkon gehabt und natürlich als Süßungsmittel genutzt. In einschlägigen Ketoseforen wird Stevia auch ausdrücklich empfohlen. Auf Süßstoffe wie Hexitole, Manitol und Sorbitol soll hingegen verzichtet werden.

Ernährungsfehler auf die man achten sollte

Brot ist schon eines der Lieblingsnahrungsmittel der Deutschen. Doch Brot enthält Getreide und daher natürlich Kohlenhydrate. Ohne Mehl kann Brot nicht gebacken werden und auch das dunkelste Vollkornbrot enthält eben Körner. Abgesehen davon besitzt Getreide diverse Antinährstoffe, einen geringen Nährwert und hat einen starken Anstieg des Blutzuckerspiegels zu folge. Daher Brot komplett meiden. (Mehr siehe Band 1: Die Steinzeitdiät)

Stärkehaltige Gemüse (Kartoffeln), Hülsenfrüchte und Supermarkt-Milch müssen gemieden werden, bzw. stark reduziert werden, auch wenn es noch so sehr heißt, diese Lebensmittel sind gesund.

Produkte ohne Zucker sind nicht automatisch Produkte ohne Kohlenhydrate. Ohne Zusatz von Zucker heißt nicht, dass das Produkt von Natur aus nicht schon Zucker enthält. Also Augen auf beim Einkaufen.

Produkte die konsumiert werden, werden nicht immer auch als Lebensmittel gesehen. Kaugummi beispielsweise. Hier soll immer auf Zuckerfreie Sorten zurückgegriffen werden und beim Süßstoff muss natürlich darauf geachtet werden, dass es kein Verbotener ist. Gleiches gilt für Ketchup, Medikamente und Nahrungsergänzungsmittel (Vitaminpräparate etc.). Vor allem Erkältungsmittel wie Hustensaft und Lutschtabletten enthalten oft Kohlenhydrate (Zucker oder Honigzusätze). Medikamente wie Dragees haben eine Zuckerschicht. Zum Einen ist es ja für Personen mit Vorerkrankungen sowieso wichtig, dass sie die ketogene Diät nicht ohne Zustimmung ihres Arztes machen. Andererseits müssen Medikamente natürlich genommen werden, wenn sie vom Arzt verordnet sind. Bitten Sie einfach um eine andere Indikation (Tropfen statt

Dragee) und ziehen Sie die Kohlenhydrate einfach von der erlaubten Tagesmenge ab.
Wirklich streng verboten sind Naschereien, Knabberzeug wie Crackers, Chips etc., Datteln, Feigen, pure Fruchtsäfte, Grieß, Stärke, Kartoffelmehl, Mais, Nudeln, Kuchen und auch Hülsenfrüchten jeglicher Art.

An dieser Stelle des E-Books / Buches erübrigt es sich hoffentlich darauf hinzuweisen, dass Schokolade, Pralinen und Bonbons sowas von verboten sind, dass es nicht extra erwähnt werden muss.

Nach einem erfolgreichen Start in die ketogene Diät kommen später weitere Gemüsesorten auf den Teller. Allerdings nur in geringen Mengen und nicht zu früh. Dazu gehören Kohl, Blumenkohl, Spinat und Mangold, aber auch Artischocken, Avocados und Tomaten. Besonders freuen sich viele, die auf ketogene Ernährung umstellen, dass auch Zwiebeln später erlaubt sind. Viele Gerichte schmecken ohne Zwiebel halt nur halb so gut.

Shops, Informationen und Foren

Online bietet der Ketoladen eine sehr große Auswahl an Produkten an. Darunter auch Low Carb Riegel und Fertiggerichte. http://www.ketoladen.de

Im Grunde genommen ist es jedoch gar nicht nötig, spezielle Geschäfte aufzusuchen. Auch im Supermarkt, ja sogar in Discountern sind die Lebensmittel zu bekommen, die verwendet werden dürfen. Ideal wäre es, für Personen die mit der ketogenen Diät beginnen möchten, erst einmal zusammenzutragen, was gern gegessen wird und in welchen Mengen es gegessen werden darf. Dann lässt sich ein Einkaufszettel viel einfacher schreiben.

Übrigens auch Restaurants haben die Entwicklung in der ketogenen Ernährung erkannt und bieten immer häufiger Fisch oder Fleisch mit Blattsalaten an, statt mit Pommes oder Reis.

Atkins hat ein eigenes Unternehmen gegründet, welches ketogene Lebensmittel herstellt und vertreibt. Auch hier gibt es natürlich einen Onlineshop. http://de.atkins.com

Interessanterweise spielt die ketogene Ernährungsweise eine sehr große Rolle in Kreisen von Fitness- und Bodybuildingsfans. Gerade Low Carb Riegel und Proteindrinks sind auch hier zu bekommen. Atkins verfolgte allerdings das Ziel, eine Diät zu erfinden die satt macht. Daher sind diese Riegel und Drinks nur etwas für Zeiten in denen es beruflich beispielsweise stressig ist oder aus anderen Gründen die Zeit für die Zubereitung von Salaten, Fleisch, Fisch etc. fehlt. Der berühmte Snack zwischendrin ist ja für die ketogene Diät nicht so wichtig, weil die Vielzahl kleinerer Mahlzeiten sich ja eher auf den Blutzuckerspiegel auswirkt, weil man sich so komplett ohne Kohlenhydrate eben auch nicht ernähren kann.

In Deutschland gibt es tatsächlich einen Verein der sich Deutscher Ketarier und Selbsthilfeverein nennt (DKSV). Auf der Seite www.ketarier.de sind wirklich umfassende Informationen zu finden. Interessierte und praktizierende Ketarier diskutieren in Foren wie www.ketoforum.de und www.ketose.com

Fest steht, dass sich die ketogene Diät und Ernährungsweise langsam aber sicher durchsetzt. Wie alle bahnbrechenden und vor allem kontroversen wissenschaftlichen Erkenntnisse braucht es auch in einem so wichtigen Bereich wie die Ernährung unter Umständen Generationen, bis sich Neuheiten durchsetzen und fest verankerte und anerzogene Meinungen losgelassen werden können. Denken wir doch nur an den Irrtum mit dem Spinat. Eine verrutschte Kommastelle hat jahrzehntelang Mütter dazu gebracht, ihren Sprößlingen unter Androhung von Zimmerarrest oder Fernsehverbot grünen Brei einzuflößen.

Ein kleiner Warnhinweis

Diabetiker sind zwar grundsätzlich nicht für die ketogene Ernährung ungeeignet, unterliegen aber einem hohen Risiko zu viele Ketonkörper zu produzieren und eine Ketoazidose zu bekommen. Diese führt dazu, dass in der Leber vermehrt Fett abgebaut wird und es kommt zu einem Insulinmangel, der lebensbedrohlich sein kann. Oft geht die Ketoazidose auch mit einer Exsikkose (einem Austrocknen) einher. Es gibt natürlich Behandlungsmöglichkeiten, doch soweit muss es ja nicht erst kommen. Daher müssen Diabetiker, aber auch Personen mit Nierenerkrankungen und anderen Stoffwechselproblemen unbedingt mit einem Arzt sprechen, bevor sie ihre Ernährung auf ketogene Lebensmittel umstellen.

Erste Anzeichen für gefährliche Situationen können ein penetranter obstiger Mundgeruch und Schwindel sein. Durchfälle die zu hohem Wasserverlust führen benötigen natürlich auch eine strenge Überwachung und ggf. medizinische Maßnahmen wie Infusionen.

Auch wenn das jetzt ziemlich gefährlich klingt. Die ketogene Diät und Ernährung ist keine Killerdiät. Doch einige Zielgruppen müssen besonders sorgfältig einen Umstieg auf ketogene Ernährung planen und ggf. unter regelmäßiger ärztlicher Kontrolle stehen. Das gilt im Grunde genommen für jede Diät.

Nachwort

Vielen Dank, dass Sie sich die Zeit genommen haben, das Buch zu lesen. Ich hoffe, Sie haben viel Neues und Interessantes über ketogene Diät mitnehmen können und sind motiviert, es vielleicht auch einmal auszuprobieren, sich ketogen zu ernähren.

Mit einer gesunden Lebensweise kann man seine Lebenszeit verlängern und sein Wohlbefinden steigern. Schlemmen, Rauchen und Alkohol sind Genüsse von kurzer Dauer. Oft rächt sich ein Zuviel schon nach mehr oder weniger langer Zeit. Beim Alkohol kann es ein Kater am nächsten Tag sein, beim Schlemmen der Winterspeck im nächsten Frühjahr und beim Rauchen Gefäßerkrankungen oder Lungenkrebs.

Gerade die ketogene Ernährung zeigt, dass Diät nicht Verzicht heißen muss. Den meisten Menschen geht es bei Kohlenhydraten um süße Speisen. Hier kann sehr gut mit geeigneten Süßungsmitteln gearbeitet werden, um nicht mit einem Gefühl des Verzichts leben zu müssen. Ansonsten ist die Auswahl der geeigneten Nahrungsmittel gar nicht so klein wie man vermuten mag. Und die Erfolge sprechen für sich. Nicht nur Abnehmwillige leben ketogen, sondern auch Sportler, die Muskeln aufbauen und erhalten wollen.

Ich wünsche natürlich Jedem, der seine Ernährung umstellen möchte, ein lebenslanges Wohlbefinden und einen guten Erfolg auf dem Weg zur Wunschfigur. Wenn es eine Diät gibt, die von den Grundsätzen der Evolution her, für den menschlichen Körper perfekt passt, dann ist es die ketogene Diät. Denn im Gegensatz zu anderen Ernährungsmodellen entspringt die ketogene Diät der Lebensweise unserer Vorfahren und die Entwicklung der Menschheit und die Veränderung ihrer Ernährung zeigt eindeutig, wie die „Volks- und Wohlstandserkrankungen" Einzug in die Körper hielten, als Ackerbau und Mehlspeisen den Speiseplan bereicherten.

Teil 3

12 Ketogene Rezepte

Frühstück 1

Klassisches Rührei (für blutige Anfänger ;-)

Die gewünschte Anzahl an Eiern in eine Schüssel geben und mit einer Gabel verquirlen.

Geben Sie in ein Stück Butter in die Pfanne.

Die Pfanne erhitzen. Die Butter auf mittlerer Hitze schmelzen lassen. Jetzt die Eier in die Pfanne hinzugeben.

Die Eiermasse langsam mit einem Holzlöffel oder einem Pfannenwender rühren.

Dabei die Eiermasse immer wieder von außen nach innen zerteilen, bis die Masse leicht fest wird.

Die Temperatur abdrehen, fertig.

Rührei mit Salz und/oder Pfeffer abschmecken.

Frühstück 2

Baskisches Rührei (2 Portionen)

6 Eier
3 ganze Tomaten
1 grüne oder rote Paprikaschote
2 Zwiebeln
1 EL Olivenöl
1 EL feine Petersilie
1 Prise Cayennepfeffer
1 Prise weißer oder schwarzer Pfeffer
1 Prise Meersalz oder Salz

Zubereitung:

Geben Sie in einer Schüssel die Eier, Salz und Pfeffer.Anschließend einen Topf mit Wasser zum Kochen bringen.

Die Tomaten einritzen und für einige Sekunden in das kochende Wasser geben. Die Tomaten aus den Topf nehmen, die Haut entfernen (+Stiel) entfernen. Danach die Tomaten vierteln und in Würfel schneiden. Kerne vorher entfernen.

Die Paprikaschoten halbieren, die Zwischenhäutchen mit den Kernen entfernen und in längliche Streifen schneiden. Die Zwiebeln in dünne Scheiben hobeln, vorher die Haut abziehen.

Die Zwiebelscheiben in der Pfanne mit Olivenöl glasig dünsten. Danach die Tomaten mit dem Paprika dazugeben und leicht köcheln lassen. Jetzt die Eiermasse zugießen und vorsichtig rühren, bis das Rührei eine cremige Konsistenz bekommen hat. Das Eiergericht mit Salz, Pfeffer, Cayennepfeffer und Petersilie abschmecken.

Frühstück 3

Gurke / Ingwer Smoothie

Geben Sie in einen Mixer:

1 ganze Gurke (geschält)
Saft von 1-2 Limonen
Eine Handvoll Grünkohl
2 Esslöffel Sellerie
1 dicke Scheibe Ingwer

Option: 1 Teelöffel Stevia

Guten Appetit!

Mittagessen 1

Putengeschnetzeltes mit Zucchinigemüse

Zutaten (2 Personen):

450g Putensteak
350g Zucchini
50g Creme Fraiche
1 Zwiebel
Salz
Pfeffer
Butter
Kräuter nach Wahl

Zubereitung:

Die Putensteaks in mittlere Stücke schneiden und mit je eine Prise Salz und Pfeffer würzen. Schälen Sie die Zwiebel und schneiden diese und die Zucchini klein.

Braten Sie zuerst die Zwiebeln in etwas Butter in einer Pfanne an und geben anschließend das Putefleisch hinzu. Nach etwa 3 Minuten werden die Zucchinistücke hinzugegeben. Nach ca. 10 Minuten (die Zucchini sollte noch etwas Biss haben) löschen Sie das Ganze mit etwas Wasser ab und geben einen ganzen Becher Creme Fraiche hinzu. Das ganze gut unterrühren. Anschließend mit Salz und Pfeffer abschmecken, gegebenenfalls noch ein paar Kräuter nach Wahl hinzufügen.

Guten Appetit!

Mittagessen 2

Leckerer Fischeintopf

Zutaten:

2 Lachsfilet
2 Fischfilet(s), weiße (z. B. Pangasius-, Kabeljau)
1 Packung Garnele(n)
3 Tomate
1 Bund Suppengrün
Olivenöl
2 Lorbeerblätter
2 Zehe/n Knoblauch
1 Zwiebel
Kräuter der Provence
Salz und Pfeffer
Chili
Zitronenschale, unbehandelt, abgerieben
Option: Weißwein
Wasser

Zubereitung:

Die Zwiebel zusammen mit dem Knoblauch und den Lorbeerblättern in etwas Olivenöl andünsten. Das klein geschnittene Suppengrün und den Zitronenabrieb hinzugeben und solange mit andünsten, bis das Gemüse etwas Farbe bekommen hat.

Nun das ganze mit ein klein wenig Weißwein ablöschen und kurz einkochen lassen, sodass der Alkohol verschwindet und nur das reine Weinaroma bleibt. Sollte kein Weißwein verwendet werden, die Tomatendosen direkt dazugeben, etwas Wasser drauf und alles kurz aufkochen lassen.

Jetzt mit Salz, Pfeffer, Kräutern der Provence und Chili nach persönlichem Geschmack würzen. Nun den Fisch dazugeben und ca. 10 Minuten mitgaren. Danach die Garnelen dazugeben und kurz in der Suppe ziehen lassen.

Guten Apettit!

Mittagessen 3

Puten Curry

Zutaten:

200 g Putenbrustfilet
200 g Bambussprossen
150 ml Geflügelbrühe
100 ml Kokosmilch
1 Knoblauchzehe
Ingwer
1 Zwiebel
1 grüne Paprika
1 EL Currygewürzpulver
1 TL Olivenöl
Salz & Pfeffer

Zubereitung:

Die Kokosmilch und Geflügelbrühe in einen Topf geben und kurz aufkochen lassen. Währenddessen das Putenbrustfilet in kleine, mundgerechte Stücke schneiden. Die Fleischstücke in den Topf mit der Kokosbrühe dazugeben und bei mittlerer Hitze ca. 10 Minuten ziehen lassen.

Von der Ingwerwurzel ein großes Stück abschneiden, schälen und fein hacken. Knoblauchzehe schälen und ebenfalls fein hacken. Das Olivenöl in eine Pfanne geben und Ingwer, Knoblauch und Currypulver darin leicht anbraten.

Die Putenstücke aus dem Topf mit der Kokosbrühe heben und zur Seite stellen. Anschließend die Kokosbrühe in die Pfanne mit den angebratenen Gewürzen geben und 10 Minuten köcheln lassen.

Jetzt die Paprika in dünne Streifen schneiden und die Zwiebel in Spalten schneiden. Bambussprossen ebenfalls in dünne Streifen schneiden.

Die verschiedenen Gemüsestreifen anschließend zur Sauce in die Pfanne geben und 10 Minuten köcheln lassen. Dann die Fleischstücke hinzufügen. Zum Schluss, Salz und Pfeffer nach belieben abschmecken.

Guten Apettit!

Abendessen 1

Warmer Römersalat

Zutaten:

1 Zwiebel
1 Römersalat
2 EL Olivenöl
Gemüsebrühe
Salz
Pfeffer
Aceto balsamico

Zubereitung:

Die Zwiebel in dünne Ringe schneiden oder anschließend hobeln. 2 El Olivenl in einer großen Pfanne erhitzen, die Zwiebeln darin bei mittlerer Hitze glasig andünsten.

Denn Römersalate gut putzen und in ca. 3 cm breite Streifen schneiden.

Salat zu den Zwiebeln geben und 2-3 Min. unter ständigem Wenden braten. Aceto balsamico und Gemüsebrühe zugeben, mit Salz und Pfeffer abschmecken. Option: 2 El Olivenöl dazugeben

Guten Apettit!

Abendessen 2:

Südländische Pfannengemüse

Zutaten:

1 Aubergine
1 Zucchino
1 Paprikaschote
1 weiße Zwiebel
1 Knoblauchzehe
125 g Mozzarella
50 g schwarze Oliven
2 EL Olivenöl
6 EL Gemüsebrühe
Salz & Pfeffer

Zubereitung:

Aubergine und Zucchino in ca. 1 cm dicke Scheiben und die Paprika in Würfel schneiden. Zwiebel und Knoblauch abziehen, dann die Zwiebel halbieren und in Streifen schneiden. Den Knoblauch in kleine Würfel schneiden.

Olivenöl in einer Pfanne erhitzen und Auberginen, Zucchini, Paprika und Zwiebeln bei mittlerer Hitze leicht anbraten. Das Gemüse ca. 6 Minuten unter Rühren leicht anbraten und anschließend den Knoblauch hinzugeben. Nun die Brühe angießen und bei mittlerer Hitze einkochen lassen.

Mozzarella in würfeln schneiden und zusammen mit den Oliven unter das Gemüse gut durchmischen. Die Gemüsepfanne zum Schluss noch mit Salz und Pfeffer nach persönlichem Geschmack würzen

Abendessen 3

Fisch auf Orange-Tomaten Soße

Zutaten:

4 Fischfilets (ca. 175 g z.B. Seelachsfilet)
2 Orangen
4 Tomaten
1 kleine rote Chilischote
4 EL Olivenöl
1 Bund glatte Petersilie
1 Lauchzwiebel

Zubereitung:

Die Orangen schälen und fein würfeln, dabei den Saft separat in einem Schälchen auffangen. Nun die Tomaten würfeln und zu den Orangenwürfeln und dem Saft dazugeben und gut vermischen.

Schneiden Sie nun die Chilischote auf und entkernen Sie diese. Hacken Sie die Chilihälften, die Lauchzwiebel sowie die Petersilie fein und rühren Sie diese unter die Orangen-Tomatenmischung. Hinzu: Pfeffer, Salz und 2 EL Olivenöl.

Den Fisch gut abspülen und trocken tupfen. Das restliche Öl erhitzen und die Filets darin auf jeder Seite ca. 3 Minuten braten. Mit Salz und Pfeffer würzen.

Guten Appetit

Nachtisch 1

Leckere Mango auf Kokoscreme

Zutaten (für 4 Personen):

1 reife Mango
200 g Bio-Magerquark
4 EL ungesüßte Kokosmilch
1 EL Ahornsirup
Option: 10 Cashewnüsse
1 TL Honig

Zubereitung:

Die Mango schälen, das Fruchtfleisch abschneiden und in Scheiben schneiden. Auf einen Dessertteller anrichten.

Den Magerquark mit der ungesüßten Kokosmilch und dem Ahornsirup zu einer cremigen Masse verrühren und auf dem Mangofruchtfleisch verteilen.

Nun die Cashewkerne hacken, in eine Pfanne geben und mit dem ein wenig Honig unter Rühren goldbraun rösten. Die Cashewkerne dann über das Dessert streuen.

Fertig!

Nachtisch 2

Birnen-Avocado Smoothie

Zutaten:

2 Birnen (ungeschält)
2 Apfelsinen,
1/2 Avocado
Option: 1 EL Zitronensaft

Zubereitung:

Alle Zutaten in den Mixer und etwa 15 Sekunden pürieren.

Fertig!

Nachtisch 3

Low Carb Mandelmuffins

Zutaten:

4 große Eier
Eine Prise Salz
½ TL Natron
200 g gemahlene Mandeln
100 g Butter

Zubereitung:

Die Eier trennen und das Eiweiß mit einer Prise Salz steif schlagen.

In einer zweiten Schüssel die Eigelbe mit dem Salz, Natron und der geschmolzenen Butter (nicht zu heiß, sonst gerinnt das Ei) verrühren und die gemahlenen Mandeln untermischen.

Anschließend das steif geschlagene Eiweiß vorsichtig unterheben.

Die Masse in Muffinförmchen füllen und im Backofen bei 175°C etwa 25 min backen.

Fertig!

Bonus Kapitel: 10 Praxis "Abnehm" Tipps

Einleitung

Die 3 Säulen für ein erfolgreiches Abnehmen. Eine Diät sollte immer aus drei Säulen bestehen:

1. Richtige geistige Einstellung
2. Veränderung der Ernährungsgewohnheiten
3. Ausreichend Bewegung – bzw. Sport

Schauen wir uns die Punkte im Einzelnen etwas genauer an.

1. Die geistige Einstellung

Vor jeder Entscheidung bzw. vor jeder Handlung stehen ein oder mehrere Gedanken. Das bedeutet, dass die Qualität unseres Denkens die Qualität unserer Leistungen bestimmt. Was bedeutet das fürs Abnehmen?

Eine zielgerichtete Gewichtsreduktion kann nur einhergehen mit der richtigen geistigen Einstellung. In den kommenden Kapiteln werde ich Ihnen hierfür das richtige Werkzeug mit an die Hand geben.

Treu nach dem Motto: *„Gewonnen oder verlOREN wird zwischen den OHREN"* ;-)

oder…

…eine Diät beginnt immer zuerst im Kopf.

2. Veränderung der Ernährungsgewohnheiten

Ein erfolgreiches und vor allem dauerhaftes Abnehmen

geht immer mit einer Veränderung des eigenen Essverhaltes einher. Eine kurzfristige Extrem-Diät, mit anfänglichen Erfolgen, mündet schlussendlich immer in den berüchtigten Jo-Jo-Effekt.

Daher sollte eine Diät, auf Dauer gesehen, immer in ein komplett neues Essverhalten übergehen.

3. Ausreichend Bewegung

Der Mensch ist genetisch auf Bewegung ausgerichtet. Wer sich nicht ausreichend bewegt, riskiert gesundheitliche Beeinträchtigungen in Kauf zu nehmen. Daher ist der ausgelutschte Spruch "Wer rastet, der rostet" nicht weit hergeholt. Auch hier zeige ich Ihnen in einem späteren Kapitel, welche Möglichkeiten Sie hierzu haben.

Die drei oben genannten Säulen stehen in einem engen Verhältnis zueinander und führen nur in einem ausgewogenen Verhältnis zu einer erfolgreichen und dauerhaften Gewichtreduktion. Das eine kann nicht ohne das andere und umgekehrt. Dieses Wissen soll, und das ist wichtig, in Ihrem Kopf als Grundlage bzw. als Ausgangsbasis dienen. Die drei Säulen werden wir uns jetzt mal näher betrachten. Fangen wir mit der geistigen Einstellung an…

TIPP 1

Was bedeutet eigentlich das Wort „Diät"?

Das Wörtchen „Diät" hat in unserer heutigen Gesellschaft generell keinen guten Ruf und nach meiner persönlichen Meinung, völlig zu unrecht. Warum, das möchte ich Ihnen mit diesem Kapitel näher erläutern.

Was bedeutet eigentlich „Diät"?

Hierbei gibt es unterschiedliche Blickwinkel, die ich hier mal kurz auflisten möchte.

Blickwinkel I

Wenn der deutsche Volksmund „Diät" sagt, meint er meist eine mehr oder weniger kurzfristige Maßnahme, um lästige Pfunde (ohne viel zu tun) loszuwerden. Natürlich soll so eine Diät schnell wirken und nicht allzu lange dauern. Das Ergebnis nach einer Eier-Diät kennen wir alle.

Warum? Weil man nach einer Diät mehr wiegt als zu Anfang. (Jo-Jo-Effekt)

Blickwinkel II

Wenn ein Arzt oder Therapeut „Diät" sagt, meint er meist eine Ernährungs- und Lebensweise, die auf die Behandlung einer bestimmten Krankheit (Fettsucht, Diabetes usw.) abzielt. Sehr trocken, sehr steif und sehr medizinisch und leider auch hier nicht immer von Erfolg gekrönt.

Blinkwinkel III

Wenn die (alten) Griechen „Diät" sagten, meinten Sie einfach eine gesunde Lebensweise.

Sprich:

Alle wichtigen Faktoren des Lebens sollten darauf ausgerichtet sein, dass es der Gesundheit des Einzelnen zugutekommt. Dazu gehören neben Essen und Trinken natürlich auch Bewegung, seelisches Wohlbefinden usw.

Sprich: Gesundes Essen, Bewegung und das Ganze mit der richtigen geistigen, spirituellen Einstellung sind die drei tragenden Säulen, um langfristig sein Wunschgewicht zu halten.

Also, was spricht dagegen, die Sichtweisen der alten Griechen zu übernehmen und zu sagen:

„Ja, ich mache eine Diät!" mit der Vorgehensweise, sämtliche Elemente (Essen, Bewegung und geistige Einstellung) ins eigene Leben zu integrieren.

Auf den Punkt gebracht:

Zur Wiederholung: Wenn Sie erfolgreich und vor allem dauerhaft abnehmen möchten, sollten Sie sich im Klaren sein, dass ohne eine gravierende Veränderung Ihrer momentanen (Lebens)Situation nichts passieren wird.

Das, was Sie dachten und taten, sind die Ergebnisse von heute. Das, was Sie heute denken und tun, werden die Ergebnisse von morgen…

Machen Sie eine Diät, verändern Sie Ihre Lebensumstände und Sie werden spüren, wie Ihr Körper maßgeblich nachzieht. Kommen Sie ins Handeln und verlieren Sie keine Zeit, denn das Leben ist viel zu kurz…

Fangen Sie heute an, eine "Diät" zu machen.

TIPP 2

Die 72 Stunden Regel

Wenn man sich etwas vornimmt, sollte man innerhalb von 72 Stunden den ersten Schritt getan haben, da sonst die Chance nur 1 % beträgt, dass man das Vorhaben überhaupt ausführt.

Wenn Sie sich also etwas vornehmen, dann fixieren Sie es schriftlich und „machen Sie den ersten Schritt" in den folgenden 3 Tagen, um Ihr Vorhaben zu realisieren. Nutzen Sie Ihre Motivation, etwas zu tun bzw. etwas zu verändern und schieben Sie es nicht hinaus. Wie man seine Ziele (oder das Ziel: Abnehmen) richtig schriftlich fixiert, werden wir uns später näher ansehen.

Zur Wiederholung:

Alles, was Sie nicht innerhalb von 72 Stunden begonnen haben, wird mit an Sicherheit grenzender Wahrscheinlichkeit nie umgesetzt.

Dabei müssen Sie das, was Sie tun wollen, innerhalb dieser Zeit noch nicht zu Ende bringen. Vielmehr ist der erste Schritt das Wichtigste!

IHRE AUFGABE …

3 Fragen helfen Ihnen, den ersten Schritt auch wirklich umzusetzen …

- Wer macht was?
- Was muss getan werden?
- Bis wann muss es getan werden?

Wenn Sie sich diese 3 Fragen beantworten, kommen Sie direkt ins Handeln. Dies gilt für Ihre privaten sowie auch Ihre beruflichen Vorhaben und Entscheidungen.

Auf den Punkt gebracht:

Beginnen Sie in den nächsten 3 Tagen mit Ihrer Diät

TIPP 3

Die 3 häufigsten Fehler beim Abnehmen

Bevor wir tiefer in die Materie der Smoothie-Diät eintauchen, vorab die 3 häufigsten Fehler, die die meisten Menschen machen, wenn es ums Thema "Abnehmen" geht.

1. Fehler: Reden, überlegen, richtiger Zeitpunkt

Viele Abnehmwillige kommen über das Reden und dem innigen Wunsch abzunehmen nicht hinaus. Sie lesen zahlreiche Bücher, besuchen Seminare und Tagesworkshops, kaufen eine Körperfett-Waage, lesen Kindle-E-Books zum Thema "Abnehmen", kommen aber dennoch nicht ins Handeln. Sie sind gewillt anzufangen, warten aber auf den richtigen Zeitpunkt, der nie eintreffen wird. Immer ist der Zeitpunkt gerade ungünstig, immer stehen gerade die Sterne schlecht und...und…

Auf den Punkt gebracht:

Ohne eine Entscheidung bzw. ohne eine Handlung, inklusive einer zielgerichteten Aktion, wird auf Ihrer Waage nichts passieren. Es mag banal klingen, aber den richtigen Zeitpunkt, um ins Handeln zu kommen, gibt es nicht. Die Sterne stehen nie günstig, um mit irgendetwas anzufangen. Schlussendlich ist die Suche nach dem richtigen Zeitpunkt nichts anderes, als eine simple Ausrede, um eine Handlung ins Nirwana zu verbannen.

2. Fehler: Mangelnde Kontinuität

Veränderungen können bei bestimmten Zielen nur dann eintreten bzw. zur neuen Gewohnheit werden, wenn diese auch regelmäßig ausgeübt werden. Viele machen den Fehler, gerade beim Abnehmen, die notwendigen Veränderungen (Beispiel: neue Ernährungsgewohnheiten) nicht kontinuierlich durchzuziehen. Stellen sich die ersten Widerstände ein, werfen die meisten das Handtuch und geben auf.

Auf den Punkt gebracht:

Ohne Kontinuität ist es nicht möglich, dauerhaft und erfolgreich abzunehmen. Fangen Sie mit kleinen Schritten an und bleiben Sie auch bei anfänglichen Widerständen unbeirrbar Ihrem Ziel treu.

3. Fehler: Zu frühes Aufgeben

Irgendwann kommt der Punkt, wo nichts mehr geht. Stillstand ist beim Abnehmen ein ganz normaler Zustand und ist nichts Abnormales. Der Körper ist keine Maschine, der auf Knopfdruck das macht, was wir gerade wollen. Geben Sie Ihrem Körper Zeit, sich an die neue Situation anzupassen. Wenn man eine Stagnation beim Abnehmen im Voraus erwartet, kann man sich im Vorfeld darauf einstellen und die Enttäuschung hält sich im Rahmen.

Auf den Punkt gebracht:

Lassen Sie sich von Widerständen nicht unterkriegen. Bleiben Sie dran und stellen Sie sich im Geiste darauf ein, dass ein (vorübergehendes) Plateau kommen wird. Geben Sie nicht auf!

TIPP 4

Der IST-Zustand & Formeln und Co

Die IST-Aufnahme ist ein Begriff aus dem Projektmanagement. Sie stellt die Phase eines Vorgehensmodells dar, die der objektiven Ermittlung eines aktuellen Problems, möglichst ohne Bewertung oder Verzerrung, darstellt. Klingt bescheuert, ist aber so;-)

Bevor wir mit der Gewichtsreduktion loslegen, müssen wir wissen, wo wir uns befinden. Daher ist eine Analyse des IST-Zustandes relativ wichtig. Welche Möglichkeiten wir hier haben, erfahren Sie im nächsten Kapitel.

Formeln und Co., BMI, Formeln und Körper-Waage

Nichts ist frustrierender als Kalorienzählen, Tabellen zu erstellen und irgendwelche Formeln zu benutzen, die irgendein Wissenschaftler im Labor zur Norm gemacht hat. Ich möchte gleich auf den Punkt kommen:

Der individuelle Mensch lässt sich nicht in eine Tabelle oder in eine Formel stecken. Dennoch möchte ich Ihnen zwei gängige Maßnahmen vorstellen. Fangen wir an mit …

Der Body Mass Index:

Der Body Mass Index (BMI) ist eine Messzahl zur Bewertung des Gewichts.

Er berechnet sich aus dem Gewicht, geteilt durch die Größe im Quadrat. Weiter unten finden Sie die korrekte Formel.

Die BMI-Formel:

$$BMI = \frac{Gewicht}{Größe^2}$$

Beispiel:

Eine Frau wiegt 78 Kilo und ist 1,66 m groß:

BMI = 78 / (1,66 * 1,66) = 28,36

Der Body Maß Index in der Kritik:

Gerade Sportler erleben mitunter Frustrierendes: Bestimmen sie ihren Body-Mass-Index (BMI), gelten sie als übergewichtig und gesundheitsgefährdet. Der Index unterscheidet nämlich nicht, ob die Kilos durch antrainierte Muskeln oder durch Fett zustande gekommen sind. Gerade bei Menschen mit viel Muskelmasse sei der BMI nicht sehr hilfreich.

Doch es mehrt sich Kritik am BMI. Nicht nur für Sportler ist er wenig aussagekräftig, bei älteren Menschen können Wassereinlagerungen fälschlich ins Gewicht fallen. Mehr noch, auch in der Normalbevölkerung sagt der Index weniger über Gesundheitsrisiken aus, als lange gedacht. Denn mittlerweile gehen Experten davon aus, dass nicht die Menge, sondern die Verteilung des Körperfetts entscheidend für bestimmte Krankheitsgefahren ist.

Fazit:

Der BMI-Wert ist, neben der Ergebnisverzerrung – bei steigender Körpergröße und ähnlicher Statur – nur begrenzt anwendbar bzw. aussagefähig.

Eine Alternative zum Body Maß Index:

Für das Risiko einer Herz-Kreislauf-Erkrankung als Folge von Übergewicht ist nicht allein entscheidend, wie groß das Übergewicht ist, sondern eher, wie das Fettgewebe im Körper verteilt ist. Deshalb tritt der Body Mass Index als Indikator seit Neuestem zugunsten des Taille-Hüfte-Quotienten (THQ) zurück.

Was ist / und wie funktioniert der Taille-Hüfte-Quotient?

Übergewicht erhöht das Risiko, diverse Herzerkrankungen zu bekommen. Dabei kommt es allerdings nicht nur auf das absolute Körpergewicht an, sondern auch darauf, wo am Körper die Fettpölsterchen sitzen. Während der BMI sich bei Kranken und Gesunden kaum unterschied, hatten die Infarktpatienten einen deutlich höheren THQ.

Es wird umso gefährlicher, je näher sich das Fett am Herzen befindet. Im oberen Bereich des Körpers legt sich das Fett um die inneren Organe. Dieses innere oder „braune" Fett ist anders aufgebaut als das Fett, das sich auf den Hüften, dem Gesäß oder den Oberschenkeln anlagert. Besonders die Fettzellen an Bauch und Hüften produzieren Botenstoffe, die den Blutdruck und damit das Herzinfarktrisiko erhöhen. Außerdem beeinflussen sie den Stoffwechsel und können dadurch Diabetes mellitus auslösen.

Der Taille-Hüfte-Quotient berücksichtigt diesen Unterschied und ist deshalb aussagekräftiger als der BMI. Ein weiterer Vorteil: Der THQ ist, anders als der Body Mass Index, unabhängig von Alter und Geschlecht.

Und so funktioniert die THQ-Formel…

Der Taille-Hüfte-Quotient zeigt das Verhältnis von Taillenumfang zu Hüftumfang. Die Formel zur Berechnung des THQ lautet:

Taillenumfang (in cm): Hüftumfang (in cm)

Wichtig: Der Taillenumfang wird dabei auf Höhe des Bauchnabels gemessen, der Hüftumfang an der breitesten Stelle der Hüfte.

Beispiel:

Bei einem Taillenumfang von 110 cm und einem Hüftumfang von 96 cm ergibt sich als THQ: 110: 96 = 1,14

Die Körperwaage / richtiges Wiegen…die äußeren Umstände:

Wenn es möglich ist, sollten Sie die Waage auf einen festen Untergrund stellen, also nicht auf einen Teppich und dort auch stehen lassen. Wiegen Sie sich immer morgens nach dem Aufstehen, nach der Toilette und das ohne Kleidung. Frühstücken Sie nicht, bevor Sie sich wiegen, und trinken Sie auch noch nicht Ihren Morgenkaffee.

Nach einer festen Regel wiegen

Besonders Menschen, die Diät halten und entsprechend gespannt sind, auch noch die kleinsten Fortschritte zu sehen, tendieren dazu, sich fast täglich auf die Waage zu stellen. Machen Sie das nicht: Mal wiegen Sie ein paar Hundert Gramm mehr, mal ein paar Hundert Gramm weniger, aber die Zahlen können Ihnen schon den Tag verderben. Dabei sind sie von vielfältigen Faktoren abhängig.

Um die Demotivation zu umgehen, sollten Sie sich einen Tag pro Woche aussuchen, an dem Sie Ihr Gewicht kontrollieren. Nehmen Sie immer den gleichen Tag, dann können Sie langfristig am besten feststellen, ob Sie langsam und stetig abnehmen.

Wenn Sie irgendwann trotz gesunder Ernährung und trotz Bewegung zunehmen, kann es daran liegen, dass Sie einen Teil Ihres Körperfetts abgebaut und Muskeln aufgebaut haben (Muskeln sind schwerer als Fett). Um sich nicht von den Zahlen auf der Waage deprimieren zu lassen, können Sie das Maßband anlegen, um sich von Ihren Fortschritten zu überzeugen. Siehe THQ Methode.

Nebenbei erwähnt: Es ist auch hilfreich, einen großen Spiegel miteinzubeziehen. Wenn Sie über ein gutes Auge verfügen, sehen Sie auch hier Ihre Fortschritte.

Ihr persönliches Wohlfühlgewicht

Ob BMI oder THQ: Diese Formeln können immer nur Tendenzen bestimmen, aber nicht die komplette Wirklichkeit widerspiegeln. Eine einfache Methode ist es, sich nur auf sein persönliches Wohlfühlgewicht zu konzentrieren und das, ohne in eine Schablone gesteckt zu werden. Daher sollte Ihr wichtigster Parameter immer Ihr persönliches Wohlfühlgewicht sein und das unabhängig von Formeln, Meinungen (Bekannten und Verwandten) und diversen Schönheitsidealen.

IHRE AUFGABE …

Ermitteln Sie Ihren BMI-Wert!

Ermitteln Sie Ihren THQ-Wert!

Betrachten Sie diese o. g. Werte als eine Tendenz…nicht mehr und nicht weniger…

Ausschlaggebend ist Ihr Wohlfühlgewicht.

Was ist Ihr persönliches Wohlfühlgewicht?

TIPP 5

Der SOLL-Zustand & Ziele schriftlich fixieren

Der Duden definiert den Soll-Zustand kurz und knackig mit folgenden Worten:

"Zustand, in dem sich etwas zu einer bestimmten Zeit befinden soll"

Also, im vorhergehenden Kapitel haben wir gemeinsam den Ausgangspunkt ermittelt. Jetzt ermitteln wir, wo wir hin wollen. Eine Handlung benötigt immer ein Ziel. Daher erfahren Sie im nächsten Abschnitt, wie man ein Ziel (oder auch mehrere Ziele) richtig formuliert.

Ziele schriftlich fixieren

Eine Langzeitstudie der Harvard University (USA), die regelmäßig die Werdegänge von Studienabgängern über sehr lange Zeiträume beobachtet, offenbarte ein erstaunliches Ergebnis.

83 % der Studienabgänger hatten sich keine (Lebens) Ziele für ihre Karriere gesetzt. Das durchschnittliche Einkommen dieser Gruppe lag überwiegend im normalen (unteren) Durchschnitt.

14 % der Studienabgänger hatten eine klare Zielsetzung für ihre Karriere, die sie jedoch nicht schriftlich fixierten. Ihr durchschnittliches Einkommen lag im Schnitt dreimal so hoch wie das der ersten Gruppe. 3 % der Studienabgänger hatten eindeutige Ziele für ihre Karriere formuliert und diese auch schriftlich festgehalten. Das Resultat: Diese Studienabgänger verdienten im Schnitt zehnmal so viel wie ihre ehemaligen Studienkollegen.

Also: Ziele schriftlich festhalten ist eine persönliche

Verbindlichkeit sich selbst gegenüber. Ziele schriftlich festhalten verpflichtet zum Handeln und Ziele schriftlich festhalten gibt einem eine Richtung.

Fangen Sie heute damit an und fixieren Sie Ihre persönlichen Ziele.

Umsetzung/Allgemein:

1.

Besorgen Sie sich einen richtigen Termin-/Notiz – Kalender. Bitte keinen billigen Gratis-Kalender von Ihrer Hausbank ;-), da diese Anschaffung in der Regel einmalig ist (mindestens einmal im Jahr), sollte man auf Qualität achten. Das würde beweisen, dass Sie es ernst meinen.

Ich persönlich habe sehr gute Erfahrungen gemacht mit der Firma Moleskin, die unterschiedliche Kalender und diverse Notizbüchlein im Angebot haben. Die Marke Moleskin, die es seit 1997 gibt, legt legendäre Notizbücher von Künstlern und Intellektuellen der letzten zwei Jahrhunderte neu auf, von Vincent van Gogh bis Pablo Picasso, von Ernest Hemingway bis Bruce Chatwin.

2.

Notieren Sie diverse Jahresziele, die Sie wiederum in Monatsziele und dann in Wochenziele unterteilen.

Ein simples Beispiel:

Jahresziel: 1 neues Auto
Monatsziel (Beispiel: Januar 20XX) in diversen Anzeigeblättern suchen (eine mögliche Option).
Wochenziel / Tagesziel: Zeitung kaufen.

3.

Unterteilen Sie Ihre Ziele in: Beruf, Familie, Freunde, Hobby, usw. auf. So bekommen Sie eine solide Struktur hinein und laufen nicht Gefahr, dass Ihre Ziele zu eindimensional sind.

Beispiel „Abnehmen"

Fixieren Sie schriftlich, welches Wohlfühlgewicht (in kg) Sie erreichen möchten. Schreiben Sie auf, wann (Datum) Sie es erreichen möchten. Bleiben Sie bei Ihrem Vorhaben realistisch. Wenn Sie Ihr Ziel zu hoch stecken (10 Kilo in 2 Wochen) werden Sie wahrscheinlich scheitern und Sie verlieren die Motivation und Lust an Ihrem Ziel weiter zu arbeiten.

Umgekehrt kann ein zu lasches Ziel (2 Kilo in 8 Wochen) unter Ihrem persönlichen Level liegen und ein Handeln schnell zum Erliegen bringen.

Auf den Punkt gebracht …

Fixeren Sie schriftlich Ihr Ziel (Ihr persönliches Wohlfühlgewicht).

TIPP 6

Der innere Schweinehund

Kennen Sie Ihren schlimmsten Feind? Der schlimmste Feind sind Sie selber. Im Volksmund spricht man vom inneren Schweinehund.

Wann taucht dieser fiese Hund denn meistens auf? Er ist dann zur Stelle, wenn wir uns eine Veränderung vornehmen, eine Gewohnheit ändern möchten oder uns auf ein neues Terrain rauswagen und genau dann bellt er uns die Ohren voll. Das Schlimme aber ist nicht nur sein Erscheinen – das blöde Mistvieh kann sogar sprechen. Und wenn es mal angefangen hat, dann ist er nicht mehr zu bremsen.

Er will uns mit seinen Worten verführen, uns zwingen, unser Tun zu unterbinden, er will auf gar keinen Fall eine Veränderung, weil er sich in dieser sogenannten Komfortzone sichtlich sprichwörtlich sauwohl fühlt. Ich gebe zu, wenn er uns schon die Ohren vollquatscht, dann klingt das immer einleuchtend und man neigt sehr schnell dazu, ihm Recht zu geben. Weil das, was er sagt, uns eine Erleichterung oder gar eine Befriedigung verspricht, bestimmte, vielleicht unangenehme Dinge doch nicht zu tun.

Warum setzte ich dieses Kapitel am Ende dieses E-Books / Buches?

Das kann ich Ihnen sagen: Weil ich überzeugt bin, dass, während Sie diese Zeilen lesen, Ihr innerer Schweinehund bereits aufgetaucht ist und Sie vielleicht sabotiert, weiter zu lesen.

„Die Tricks der inneren Schweinehunde"

Innere Schweinehunde tauchen immer dann auf, wenn eine Veränderung bevorsteht. Sie tauchen auch dann auf, wenn man sein Leben ändern möchte. Und am widerspenstigsten sind die inneren Schweinehunde, wenn es um Gesundheit, Fitness und Bewegung geht.

Schweinehunde verfügen über ein ganzes Arsenal an Taktiken, um Ihnen das Leben buchstäblich zu erschweren. Wenn ein Schweinehund nur einen winzig kleinen Funken von Veränderung bemerkt, steht er parat und greift tief in die Trickkiste. Ich möchte Ihnen in diesem eBook eine Taktik vorstellen. Ein Trick ist die Unmöglichkeits-Taktik. Dieser Trick geht davon aus, dass Ihr innerer Schweinehund von der Unmöglichkeit Ihres angestrebten Ziels ausgeht. Folgende Sätze können dann zum Vorschein kommen, die er Ihnen leise in Ihr Ohr flüstert:

Das geht nicht…Wie stellt der sich das vor…Das ist unmöglich…Das schaffe ich nicht…Geht nicht, muss arbeiten, geht nicht wegen meiner Familie…Geht nicht wegen des Nachbarn Meier…Das klappt doch nie…Nie und nimmer…Aber…

Gibt es hierfür eine Gegen-Taktik? Ja klar, hier.

Anti-Schweinehund-Taktik 1: Die innere Schweinehunde-Sprache decodieren

Klar, zu allererst muss man die Sprache der Schweinehunde decodieren. Das bedeutet, dass die oben genannte Auflistung eine gänzlich andere Bedeutung bekommt. Also, auf den Punkt gebracht bedeutet dies:

Das geht nicht
Wie stellt der sich das vor

Das ist unmöglich
Heißt in Wirklichkeit:
Ich will das nicht
Ich habe Angst
Ich trau mich nicht

Anti-Schweinehund-Taktik Nr. 2: Seien Sie ehrlich

Belügen Sie sich nicht selber. Je ehrlicher Sie zu sich selber sind, umso weniger greift die Unmöglichkeits-Taktik.

Anti-Schweinehund-Taktik Nr. 3: Die innerlichen Dialoge umwandeln

Nehmen Sie die o. g. Sätze (ich kann nicht, das ist unmöglich usw.) und verwandeln Sie die Sätze um in:

Was könnte der erste Schritt sein?
Wie schaffe ich das am besten?

Vielleicht halten Sie die Dinge für banal, aber gewisse Sachen müssen nicht immer kompliziert sein…

TIPP 7

Allgemeine LOW CARB Tipp´s

Was darf ich jetzt noch essen?

Fokussieren Sie sich nicht auf jene Dinge die Sie meiden sollten, sondern auf jene Lebensmittel die bei einer Ketogene Diät erlaubt sind. Treu nach dem Motto: "Das Glas ist halb voll"

Rezepte gibt es im Internet zu genüge und Sie werden staunen, was für tolle Gerichte es in der Low Carb Szene gibt. ;-)

Suchen Sie nach Gleichgesinnten

Eine gute Möglichkeit, um sich mit Gleichgesinnten auszutauschen ist das Internet. Stöbern Sie in diversen LOW-CARB Foren rum und beteiligen Sie sich an den Diskussionen. Eine andere Möglichkeit ist es, sich in Facebook anzumelden und sich den zahlreichen LOW-CARB Gruppen anzuschließen.

Essen Sie drei Mahlzeiten am Tag

Hierzu gibt es in den zahlreichen Diät-Büchern unterschiedliche Ansichten. Einige Vertreter der 6-Mahlzeiten-Theorie argumentieren, dass durch die Anzahl (6 Stück) der Mahlzeiten, der Stoffwechsel angeregt wird und man damit das Abnehmen beschleunigen würde.

Ich persönlich halte dagegen. Das Problem ist folgendermaßen: Wenn ich zwischen den Hauptmahlzeiten esse, stimuliere ich (mal mehr, mal weniger) immer die Insulinproduktion. Wie wir bereits wissen, blockiert das Hormon Insulin die Fettverbrennung im Gegensatz zu

Glukagon, was die Fettverbrennung ankurbelt.

Meine Erfahrung hat gezeigt, dass man in der Abnehmphase auf diverse Zwischenmahlzeiten verzichten sollte. Daher empfehle ich Ihnen, die Zahl von drei Mahlzeiten einzuhalten, wenn Sie Erfolg haben möchten.

Bringen Sie Abwechslung in die Küche

Bringen Sie viel Abwechslung in Ihren persönlichen Speiseplan. Low Carb ist keine Diät, sondern eine Lebenseinstellung, die nicht nach ein paar Wochen wieder aufgegeben werden sollte. Daher ist es wichtig, eine breite Palette an Low-Carb-Rezepten zu kennen und zu variieren.

Ignorieren Sie Miesepeter

Es gibt Menschen, die der Ketogenen Diät skeptisch gegenüberstehen. Meistens ist Unwissenheit der Grund für eine Ablehnung. Ignorieren Sie negative Sprüche und halten Sie persönlich an Ihren Prinzipen fest. Wie oben erwähnt, kommunizieren Sie lieber mit Gleichgesinnte und hören Sie auf gegen Windmühlen anzukämpfen.

TIPP 8

Bewegung

"Wer rastet, der rostet." Dieser Spruch mag zwar „ausgelutscht" sein, sagt aber alles darüber aus, was „Bewegung" in Verbindung mit „Gesundheit" ausmacht. Wir Menschen besitzen einen natürlichen Bewegungsdrang, der gelebt sein möchte. Kinder werden zappelig, wenn sie zu lange sitzen müssen, sei es in der Schule oder am Essenstisch. Erwachsene werden unruhig, wenn sie über Stunden im Auto verbringen

Wenn Sie an Gewicht verlieren wollen, müssen Sie über den Tag verteilt eine NEGATIVE Energiebilanz aufweisen. Nur so ist es möglich, dass Ihre Pfunde purzeln.

Die drei Säulen für ein erfolgreiches Abnehmen sind:

1. Die geistige Einstellung
2. Die richtige Ernährung
3. Bewegung und Fitness

Ohne Bewegung sind wir nichts! Sport, Fitness, Bewegung – man kann es nennen, wie man möchte, jede Art von körperlicher Ertüchtigung hält den Körper am Leben. Hier die wichtigsten Vorteile, die sportwissenschaftlich belegt sind:

Stärkung: Körper, Geist und Seele, Vorbeugung gegen Herz-Kreislauf-Erkrankungen, Diabetes, Optimierung des Stoffwechsels, Stärkung des Immunsystems u.v.m.

IHR AUFGABE FÜR HEUTE…

Bringen Sie sich heute in Bewegung. Möglichkeiten gibt es viele… machen Sie einen langen (zügigen) Spaziergang, fahren Sie Fahrrad, schwimmen Sie ein paar Bahnen usw.

Die Auflistung mag zwar banal sein, aber seien Sie ehrlich…setzten Sie diese banalen Dinge in Ihrem Leben tagtäglich um?

TIPP 9

Der Loser-Tag

Gerade in der Abnehmphase bzw. in jener Phase, in der man seinen eigenen Körper auf eine andere Art von Ernährung einstellen möchte, kann es hin und wieder vorkommen, dass man in sein altes Ernährungsmuster zurückfällt. Um dies zu verhindern, sollten Sie sich einen Tag in der Woche aussuchen, an dem Sie über die Stränge schlagen können.

So verhindern Sie, dass Sie vorzeitig aufgeben. Ernährungsmuster zu verändern, benötigt Zeit, und diese Zeit sollten Sie Ihrem Körper auch geben.

Sie werden merken, dass durch die Ketogene Diät das Verlangen nach Zucker ect. mit der Zeit abflachen wird und der Heißhunger weniger werden wird. Dann kann es passieren, dass ein Loser-Tag in Zukunft nicht mehr notwendig ist.

Daher, geben Sie nicht auf und geben Sie Ihrem Körper Zeit, sich an die neuen lebensverändernden Umstände anzupassen.

IHRE AUFGABE FÜR HEUTE…

Suchen Sie sich einen Tag in der Woche aus, an dem Ihnen - ernährungstechnisch - alles egal ist. Wichtig: Ohne ein schlechtes Gewissen zu haben.

TIPP 10

Stress und Abnehmen

Stress und Abnehmen hebeln sich gegenseitig aus. Positiver Stress lässt den Körper mehr von den Stresshormonen Adrenalin und Noradrenalin ausschütten. So kann der Körper auf die Schnelle viel Energie zur Verfügung stellen. Das Gewicht erhöht sich dadurch nicht.

Aber, die wenigsten haben positiven Stress…

Ganz anders sieht es mit negativem Stress aus. Er entsteht durch anhaltende belastende Situationen, die nicht gewollt sind und sich scheinbar auch nicht ändern lassen. Jetzt wird vor allem das Hormon Kortisol ausgeschüttet, das einerseits die Bildung von Bauchfett begünstigt, andererseits das Verlangen nach Süßem weckt.

IHRE AUFGABE FÜR HEUTE…

Die Lösung: Die Ursache der Stresssituation festmachen, dann wenn möglich ändern und den Stress durch gezielte Entspannungsmaßnahmen abbauen.

Über den Autor

Lizenzierter Fitnesstrainer und -Lehrer, zertifizierter MovNat-Trainer, Ausbildung zum Heilpraktiker, Ernährungsberater. Befasst sich seit über 15 Jahren mit alternativen Heilmethoden und Energiearbeit.

Bereits erschienen (Bücher):

Die Matrix-Diät „Abnehmen m. Körper, Geist & Seele“

Der Smoothie-Guide …ein unterhaltsamer Ratgeber

Xylit „Das süße Wundermittel“

Der Paleo-Lifestyle: Steinzeitfitness im 21. Jahrhundert

Der Matcha Tee: Das grüne Wunder aus Japan

Das Kokosöl: Das Geheimnis äußerer Schönheit, stabiler Gesundheit und grenzenloser Energie

Die Steinzeit-Diät: In 28 Tagen zum Wohlfühlgewicht

Die Smoothie-Diät: Gesund und lecker abnehmen mit selbstgemachten Smoothies

Kolloidales Silber: Das natürliche Antibiotikum für Mensch, Tier und Pflanze

Der Moringa Baum: Der Wunderbaum für Ihre Gesundheit

Die Zistrose: Das Wunderkind unter den Heilpflanzen

Omega 3: Die wiederentdeckte Fettsäure gegen Herz-Kreislauferkrankungen, Alzheimer, Depressionen, Arthrose, ADHS und Entzündungen

4 SuperFoods: Matcha-Tee, Kokosöl, Moringa-Baum, Zistrose [Sammelband 1 / WISSEN KOMPAKT / über 260 Seiten]

Vitamin D: Das Superhormon gegen Herz-Kreislauferkrankungen, Krebs, Depressionen, Grippe und mehr…

Projekt Diät: Artgerecht zum Wohlfühlgewicht

Krafttaining: Kraft ist die bessere Medizin

Homepage:

www.my-kindle-ebooks.de
www.smoothie-guide.de
www.xylit-xylitol.com
www.der-paleo-lifestyle.de

Ich gebe Ihnen eine Garantie

Mir ist es sehr wichtig, dass Sie aus diesem eBook / Buch den größtmöglichen Nutzen ziehen. Sollten Sie dennoch enttäuscht sein und Sie keinerlei Nutzen verzeichnen könnten, dann schreiben Sie mir eine E-Mail und ich erstatte Ihnen ohne Wenn und Aber den Kaufpreis zurück.

In dieser Hinsicht vertraue ich Ihnen als ehrlichem Menschen.

Bitte um ein Feedback

Eine persönliche Bitte:

Sollte irgendetwas in diesem eBook / Buch nicht stimmen.
Sollte eine Behauptung nicht richtig sein.
Haben Sie einen Abschnitt/ein Kapitel nicht verstanden?
Haben Sie sich über einen Satz/einen Abschnitt aufgeregt?
Habe ich Sie in irgendeinem Satz beleidigt?
Habe ich irgendwo undeutliche Formulierungen benutzt?
Und ergänzend alles andere…

Dann nehmen Sie mit mir Kontakt auf:

info@my-kindle-ebooks.de

Dieser Weg ist mir lieber, als wenn der Leser dieses eBook / Buch mit negativen Gefühlen beschließt.

Berichten Sie mir Ihre persönlichen Erfahrungen mit der Ketogenen Diät, ich würde mich über Ihr Feedback freuen…

Rechtliches

Der Autor übernimmt keine juristische Verantwortung und keinerlei Haftung für Schäden, die aus der Benutzung dieses E-Books / Buch entstehen. Außerdem ist der Autor nicht verpflichtet, Folge- oder mittelbare Schäden zu ersetzen. Gewerbliche Kennzeichen- und Schutzrechte bleiben von diesem Titel unberührt.

Haftungsausschluss/Disclaimer

Der Besuch unserer Seiten kann nicht den Arzt ersetzen. Suchen Sie bei unklaren oder heftigen Beschwerden unbedingt einen Arzt auf! Die Informationen auf unseren Seiten sind vom Autor und Verlag sorgfältig recherchiert und zusammengestellt worden.

Dennoch kann keine Garantie übernommen werden. Die hier dargestellten Informationen dienen nicht Diagnosezwecken oder als Therapieempfehlung. Eine Haftung des Autors und Verlages für Personen-, Sach- und Vermögensschäden durch die Gesundheitstipps und Rezepte auf unseren Seiten wird ausgeschlossen.

Herausgeber:

Michael Iatroudakis
Drewitzer Str. 1
14478 Potsdam
Tel. 0160-12 444 15
Email: info@my-kindle-ebooks.de

3245717R00059

Printed in Germany
by Amazon Distribution
GmbH, Leipzig